速学速记中药学

刘树民 主编

全国百佳图书出版单位

中国中医药出版社

·北 京·

图书在版编目（CIP）数据

速学速记中药学 / 卢芳 , 刘树民主编 . -- 北京：中国中医药出版社 , 2024. 12. -- ("点线面" 学中医丛书).

ISBN 978-7-5132-8972-6

Ⅰ . R28

中国国家版本馆 CIP 数据核字第 2024QK6185 号

中国中医药出版社出版

北京经济技术开发区科创十三街 31 号院二区 8 号楼

邮政编码　100176

传真　010-64405721

保定市西城胶印有限公司印刷

各地新华书店经销

开本 787×1092　1/32　印张 15　字数 276 千字

2024 年 12 月第 1 版　2024 年 12 月第 1 次印刷

书号　ISBN 978 - 7 - 5132 - 8972 - 6

定价　59.00 元

网址　www.cptcm.com

服 务 热 线　010-64405510

购 书 热 线　010-89535836

维 权 打 假　010-64405753

微信服务号　zgzyycbs

微商城网址　https://kdt.im/LIdUGr

官 方 微 博　http://e.weibo.com/cptcm

天猫旗舰店网址　https://zgzyycbs.tmall.com

如有印装质量问题请与本社出版部联系（010-64405510）

《速学速记中药学》编委会

主　编　卢　芳　刘树民

编　委　（按姓氏笔画排序）

于栋华　王　宇　卢　意

刘洪毓　孙　敏　张　娜

陈平平　郑　淇　高　鑫

序

　　"药为医用，医因药存"，在辨证施治中，理、法、方、药相辅相成，共同构成辨证论治的全过程。中药学课程是高等中医药院校中医学、中药学、针灸推拿学、护理学、中西医临床医学等专业的必修课程，也是中医药工作者必须掌握的专业基础知识。因此有效掌握中药学知识并能灵活运用于临床十分重要。

　　作为一名中医药专业的一线教育者及全国中医药行业高等教育"十四五"规划教材《中药学》的主编，我深知教师在中药学课程的讲授和学生学习过程中存在诸多困难。首先体现在"量"上，中药种类繁多，数量庞大；其次体现在"记"上，每味中药的药效及主治既有相似，又有异，极易在背诵过程中发生混淆。因此，如何更轻松准确地学习及记忆各味中药，是我们在教学过程中一直努力的方向。我有幸在本书正式刊印前通读了全稿，对书中的编排结构及内容留下了深刻的印象。本书上篇首先依据全国中医药行业高等教育"十四五"规划教材《中药学》，从功效入手，对各味中药进行了概述，包括来源、饮片特征、功效、应用及使用注意，帮助学习者全面了解各味中药的基本信息，浓缩简化知识点的同时，又重点突出；另外补充了每味中药的使用特点，使学习者快速掌握每味药突出的功效和临床使用方法，做到有的放矢，合理使用中药。除对规划教材进行浓缩简化之外，本书突出的优势在于注重归纳总结，下篇即通过纵横串联各味中药，使得记忆更有逻辑，不易混淆，这部分内容凝结了编者多年的临床实践及教学经验，是本书的精华所在。最后附有总结，对各类中药的重要知识点进行对比归类，进一步加深印象。

本书内容翔实，富有逻辑，既可作为以供查阅的工具书，亦可作为考试背诵的便携手册，是《中药学》教材的有益补充，对于学习者将大有裨益。

最后，愿本书能为投身于中医药事业的各位学者提供切实的帮助，使大家的学习过程有深度而不枯燥，有内涵而不乏味。

北京中医药大学教授

钟赣生

2024 年 6 月

CONTENTS

下　篇

穿点成线，连线成面——中药的临床应用

附　篇

中药学的"点、线、面"

"点、线、面"是一组数学概念，两点确定一条线，两条交叉线支撑一个面。中药药味繁多，其性能和主治复杂，使得记忆困难，临床用药时无从下手。因此为了能使学者将零散的知识连贯起来，我们将"点、线、面"概念应用到临床用药中，学者可以通过学习能抓住药物性能特点和主治证差异等知识，为临床用药打下良好基础。

（一）点

中药学习的"点"，就是每味药物（这是大点），而每个大点又有层次和基点的不同，如每味药的性能特点和主治特点（即重点），与其他药交汇点和分散点，以及临床学习中感到困难的难点。诸多"点"又是构成"线"的基础，因此，临床用药的注意力应放在点的钻研上，只有把点钻研好、吃透，才有可能连接更好、更坚固的线，从而支撑住一个知识面。

在具体了解"点"时，应注意具体点的位置（即药物的分类），点的功能（即药物的功效），在掌握了这些药物基点后，更应重点掌握药物的性能特点（即点的层次），只有这样才能穿"点"成"线"。

学习中，对点的掌握力争做到三个统一：

①药物分类与药物功效统一。《中药学》教材大多以药物的功能进行分类，这更适应临床用药的需要。由于每个药物都有多种功用，临床用药时很难全面掌握，但如果掌握了药物的功能分类，就可以使我们抓住药物的主要功效，事半功倍地记忆。如果将药物的分类与药物的功效统一起来，既可以掌握药物的主要功效，又可以将相似药物进行对比，找出药物主治证的差异，为"线"知识的掌握打下良好基础。

②药物功效与药物性能特点统一。药物性能是决定药物功效的物质基础，中药的四气五味（药物的定性）、升降浮沉（药物的定向）、归经（药物的定位）构成了药物性能理论。只有全面掌握药物的性能，才能真正理解每味药物的功效。因此，可以说药物性能特点是每味药物的核心，抓住了药物的核心点，就可以以"点"带"面"，临床用药时有的放矢。药物功效与药物性能特点的统一是"点"知识的核心，是构成"线"知识的根本，也是临床用药的重点和难点。

③药物功效与药物临床应用统一。药物功效与临床应用是统一的，临床上有时一个功效对应一条主治证，有时几个功效相结合对应一条主治证，药物功效

是确定药物临床主治证的核心。相同章节的药物功效相似，则主治证相近，而不同章节的药物亦可能具有相似功效，在临床上治疗相似的病证。因此，提示我们要将具有相似功效的药物进行比较，相同中求差异，临床上力争做到合理用药。

（二）线

将多个点相连，即构成一条线。因此，仅钻研好临床上的"点"是不够的，还要想办法把知识有机地结合起来，构成好的"线"知识结构。这就要求学习者在"线"的选择上应注意思路线索简明、连贯，有强烈的内在联系，更有实际应用价值，使原有的"虚线"变成"实线"。根据多年教学、临床经验和中药学学科特点，我们将线分为纵线、交叉线、对比线、横线等。

1.纵线

在掌握每个药物的功效及性能特点等基本点后，即可将诸点连成一条纵线。纵线主要以中药的性能为依据，找出诸药的共性，从共性中注意每个药的特点。

（1）属性纵线 即归类记忆，如均为辛温解表药，但每味药的性能特点及用于外感风寒表证的特点是什么，掌握这些，临床上就可达到药证统一，以求药到病除。

（2）用途纵线 许多药物都可以治疗一种病证，但是每味药的作用机理及适应证却各有不同。学者可以利用这条线掌握每味药的作用特点，如生姜、紫苏、旋覆花、半夏、黄连等均可用治呕吐症，但各自治疗的证又有不同。

（3）特点纵线 可使学习者快速掌握同类药物的特点，如川芎、延胡索、郁金、三棱、莪术等既活血又行气，治疗血瘀气滞证；丹参、郁金、益母草等活血又凉血，治疗血瘀兼热象者。

2. 横线

将已掌握的中药进行横向比较，连成横线。横线的连结可培养学习者的综合能力，所谓综合，就是把掌握的一些相关的或相近的药物知识结合起来，但综合不等于量的机械相加，也不是把各个要素在形式上简单堆砌，而是在分析的基础上把零散的、不系统的认识进行加工整理，从中找出它们之间的联系和区别，并发现规律性的东西。横线主要有对比线、交叉线两大方面。

（1）对比线 即将相似或相近的药物进行横向对比，在对比中找出药物之间的联系和区别。如：

①药用部位均为植物的种子，但属性不同，这就要求先记住其分类（即归哪一章节）。

②名称相近，而作用各异者，对比记，记得牢。

如苍术与白术，吴茱萸与山茱萸，羌活与独活，防风与防己，丹参、苦参、玄参、人参与党参等。

③同出一物，但因药用部位不同，其作用亦有不同。如苏叶、苏梗、苏子，桑叶、桑枝、桑白皮、桑椹等。

④同一药物有不同炮制法，其作用有差异。如荆芥善祛风解表，而荆芥炭功专止血等。

总之，这样打乱章节次序，找出共性和个性，使学习者能灵活掌握各味（组）药物的功效、应用，并且使分散的知识有机地联系起来。

（2）交叉线　即章与章之间的知识交叉，从交叉点中将各药联系起来，并从中找出各药的特点：

①同一用途不同属性的药物，如麻黄、狗脊、五加皮、地龙、附子等均可治疗风湿痹痛，但其各自作用特点又有不同。

②同一归经，但药性不同的药物，如麻黄、黄芩、知母、桑白皮、干姜等均可入肺经，治疗肺部病变，但其各自药性特点不同，其作用亦不尽相同。

③同属矿物药的石膏、代赭石、磁石、朱砂、雄黄等在炮制、用法、作用等方面有何区别。

④一味药物临床上与不同的药物配伍后，各显示不同的治疗特点和适应证等。

这种以点连线、线中索点的点线知识结构是优化中药记忆的最佳途径。

（三）面

在点线知识掌握好的基础上，以几条交叉的线来确定一个临床用方，即为面。临床中药应用中，用药组方最为重要，它是中医辨证施治中最后也是最关键的一步。临床用药并不是几味药单纯相加，而是药物间具相辅相成、相制相约、相得益彰。因此，面知识的掌握是综合点线知识的一次飞跃，是学习方剂学最坚固的理论根基，是对点线知识是否掌握的一种检验。

面的知识又可根据范围的大小分为小面和大面。

小面即每两条线交叉形成的面。如药物配伍应用中，黄芪和当归分别具有补气以养血活血之功，构成一个交叉线，临床上即可组方为当归补血汤。而同归一经的药物如麻黄、石膏、杏仁、甘草均入肺经，对肺病分别具有宣肺、清肺、降肺、润肺之功而达到平喘合力，几味药在一起相辅相成、相制相约，交叉组合成为麻杏石甘汤。

大面即为多条交叉线确定的面，它是点线知识综合运用的典范，其更接近于临床用药。如患者腹痛便脓血、赤白相间、里急后重、肛门灼热、舌苔黄腻，证属湿热痢，病机为湿热积滞，气滞血瘀。由于腹痛为主证，所以用缓急止痛之品（白芍），又当清热燥湿

（黄芩、黄连），攻下积滞（大黄），行气（木香、槟榔），活血（当归），这种多条交叉线在一起，即构成了临床用方"芍药汤"。

　　总之，面是通过对点线知识的综合运用，将死板的知识灵活起来，锻炼学习者科学分析，严密推理和解决问题的能力，最终提高临床用药准确性，使临床用药更加合理。

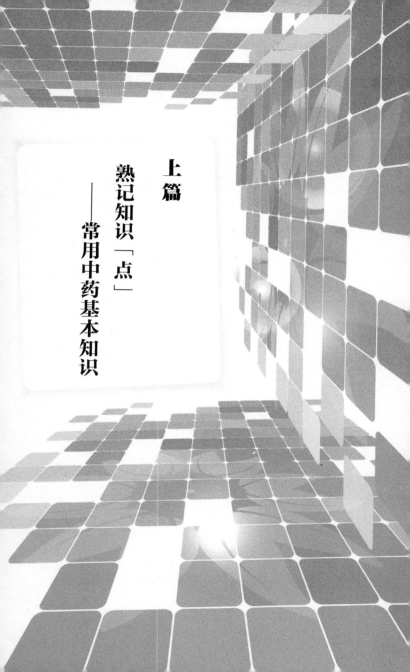

上篇

熟记知识「点」

——常用中药基本知识

第一章　解表药

1. 概念：凡以发散表邪，解除表证为主要作用的药物都称为解表药。

2. 作用及适应证：①发散表邪→表证。②平喘→咳喘。③透疹→麻疹不透。④止痛→风湿痹痛。

3. 分类：①发散风寒药；②发散风热药。

一、发散风寒药

特点：①味辛性温，发散风寒，疗风寒表证。②发汗力强，用量不宜过重。

麻　黄

（《神农本草经》）

草麻黄、中麻黄、木贼麻黄的草质茎。生用、蜜炙或捣成绒。

【**饮片特征要点**】气微香，味涩、微苦。以干燥，茎粗，淡绿色，内心充实，味苦涩者为佳。

【**药性**】辛、微苦，温。归肺、膀胱经。

【**功效**】发汗解表，宣肺平喘，利水消肿。

【特点】①开腠理，透毛窍，散风寒，发汗力强。②宣肺平喘力也强。③通调水道，下输膀胱而利水消肿。

【应用】①风寒感冒。②胸闷喘咳。③风水浮肿。

【注意】①发汗解表宜生用，宣肺平喘多炙用。②体虚多汗者忌用。③对中枢神经系统有明显兴奋作用，并可使血压上升，故失眠及高血压患者慎用，运动员禁用。

桂　枝

(《名医别录》)

肉桂的干燥嫩枝。生用。与温里药肉桂来源于同一植物。

【饮片特征要点】有特异香气，味甜、微辛，皮部较浓。以质嫩、色红棕、香气浓者为佳。

【药性】辛、甘，温。归心、肺、膀胱经。

【功效】发汗解肌，温经通脉，助阳化气，平冲降逆。

【特点】①透达营卫而解肌腠散风寒。②温胸阳、温心阳、温脾阳，助膀胱气化，温经散寒通血脉，祛风寒通经络。

【应用】①风寒感冒。②脘腹冷痛，经闭痛经，关节痹痛等寒凝血滞诸痛证。③痰饮，水肿。④心悸，奔豚。

【注意】①阴虚火旺、血热妄行者慎用。②孕妇及月经过多者慎用。

紫苏叶

(《名医别录》)

紫苏的干燥叶。紫苏叶可作调味品。生用。

【饮片特征要点】气清香，味微辛。以色紫、香气浓者为佳。

【药性】辛，温。归肺、脾经。

【功效】解表散寒，行气和胃。

【特点】外散风寒，内疏脾肺滞气，又安胎。

【应用】①风寒感冒，咳嗽呕恶。②脾胃气滞，妊娠呕吐。③鱼蟹中毒。

【注意】不宜久煎。

生 姜

(《名医别录》)

姜的新鲜根茎。另外由于炮制方法的不同亦有煨姜、干姜和炮姜之分。切厚片，生用。

【饮片特征要点】气香特异，味辛辣。以质嫩者为佳。

【药性】辛，微温。归肺、脾、胃经。

【功效】解表散寒，温中止呕，化痰止咳，解鱼蟹毒。

【特点】①发汗解表之力较弱。②温中止呕力强，有"呕家圣药"之称。③温肺止咳。

【应用】①风寒感冒。②脾胃寒证。③胃寒呕吐。④寒痰咳嗽。⑤鱼蟹中毒，解半夏、天南星毒。

【注意】本品助火伤阴，故热盛及阴虚内热者忌服。

香　薷

（《名医别录》）

石香薷或江香薷的干燥地上部分。生用。

【饮片特征要点】气清香而浓，味微辛而凉。以穗多、质嫩、叶青绿色、香气浓者为佳。

【药性】辛，微温。归肺、脾、胃经。

【功效】发汗解表，化湿和中，利水消肿。

【特点】外散风寒，祛暑，内化湿浊，和中，为治阴暑之要药。

【应用】①外感风寒，内伤暑湿，恶寒发热，头痛无汗，腹痛吐泻。②水肿，小便不利，脚气浮肿（需浓煎）。

【注意】辛温发汗之力较强，故表虚有汗及暑热证忌用。

荆 芥

(《神农本草经》)

荆芥的干燥地上部分。生用、炒用或炒炭。为《神农本草经》中的假苏。

【饮片特征要点】气芳香，味微涩而辛凉。以茎细、色紫、穗多、香气浓者为佳。

【药性】辛，微温。归肺、肝经。

【功效】解表散风，透疹，消疮。

【特点】药性平和，善祛风邪。

【应用】①感冒，头痛。②麻疹不透、风疹瘙痒。③疮疡初起。

防 风

(《神农本草经》)

防风的干燥根。生用或煨用。

【饮片特征要点】气特异，味微甘。以切面皮部色浅棕、木部色黄者为佳。生用。

【药性】辛、甘，微温。归膀胱、肝、脾经。

【功效】祛风解表，胜湿止痛，止痉。

【特点】①善祛周身之风，祛风胜湿。②祛风止痉。

【应用】①感冒，头痛。②风湿痹痛。③风疹瘙痒。④破伤风。

第一章 解表药

15

【注意】药性偏温，阴血亏虚及热盛动风者不宜使用。

羌 活
(《神农本草经》)

羌活或宽叶羌活的干燥根茎及根。

【饮片特征要点】气香，味微苦而辛。以外表皮色棕褐、切面油点多、气味浓者为佳。

【药性】辛、苦，温。归膀胱、肾经。

【功效】解表散寒，祛风除湿，止痛。

【特点】主散太阳经风寒湿。"非时感冒的仙药"。

【应用】①风寒感冒，头痛项强。②风湿痹痛，肩背酸痛。

【注意】①因气味浓烈，用量过多易导致呕吐，脾胃虚弱者慎用。②本品辛香温燥之性较烈，故阴血亏虚者慎用。

白 芷
(《神农本草经》)

白芷或杭白芷的干燥根。生用。

【饮片特征要点】气芳香，味辛，微苦。以粉性足、棕色油点多、香气浓郁者为佳。

【药性】辛，温。归肺、胃、大肠经。

【功效】解表散寒，祛风止痛，宣通鼻窍，燥湿止带，消肿排脓。

【特点】辛温芳香之品，散风寒、化湿浊、通窍止痛、偏走阳明，善治头面诸疾。

【应用】①风寒感冒。②头痛，眉棱骨痛，牙痛，风湿痹痛。③鼻衄，鼻渊，鼻塞流涕。④带下。⑤疮疡肿痛。

【注意】本品辛香温燥，阴虚血热者忌服。

细　辛

(《神农本草经》)

北细辛、汉城细辛或华细辛的干燥根和根茎。其原植物有很多须根，非常细且辛辣，故名细辛。生用。

【饮片特征要点】气辛香，味辛辣、麻舌。以根灰黄，干燥，味辛辣而麻舌者为佳。

【药性】辛，温；有小毒。归心、肺、肾经。

【功效】解表散寒，祛风止痛，通窍，温肺化饮。

【特点】辛温性烈、善能走窜，散在表及阴经风寒；化寒饮，通鼻窍。

【应用】①风寒感冒。②头痛、牙痛、风湿痹痛。③鼻衄，鼻渊，鼻塞流涕。④寒痰停饮，气逆咳喘。

【注意】①单用为末不超过 5g。②反藜芦。③气虚多汗、阴虚阳亢头痛、阴虚燥咳或肺热咳嗽者忌用。

第一章　解表药

17

藁 本

(《神农本草经》)

藁本或辽藁本的干燥根茎和根。生用。

【饮片特征要点】气浓香，味辛、苦、微麻。以外表皮色棕褐、切面黄色、香气浓者为佳。

【药性】辛，温。归膀胱经。

【功效】祛风散寒，除湿止痛。

【特点】能祛太阳经风寒湿邪，善治风寒头痛，特别是颠顶痛。

【应用】①风寒感冒，颠顶疼痛。②风寒湿痹。

【注意】阴血亏虚、肝阳上亢、火热内盛之头痛者忌服。

苍耳子

(《神农本草经》)

苍耳的干燥成熟带总苞的果实。生用，或炒去硬刺用。

【饮片特征要点】气微，味微苦。以粒大、饱满、色黄绿者为佳。

【药性】辛、苦，温；有毒。归肺经。

【功效】散风寒，通鼻窍，祛风湿，止痛。

【特点】温和疏达，祛风散寒，燥湿通窍止痛。

【应用】①风寒感冒，头痛鼻塞。②鼻渊，鼻鼽，鼻塞流涕。③风疹瘙痒。④湿痹拘挛。

【注意】①不可过服,以免中毒。②血虚头痛不宜服用。

辛 夷

(《神农本草经》)

望春花、玉兰或武当玉兰的干燥花蕾。又叫作木笔花。生用。

【饮片特征要点】气芳香,味辛凉而稍苦。以完整、花蕾未开放、色黄绿者为佳。

【药性】辛,温。归肺、胃经。

【功效】散风寒,通鼻窍。

【特点】为治鼻渊的要药。

【应用】①风寒感冒,头痛鼻塞。②鼻渊,鼻衄,鼻塞流涕。

【注意】入汤剂宜包煎。

葱 白

(《神农本草经》)

葱的近根部的鳞茎。鲜用。

【饮片特征要点】有葱臭气,味辛辣。

【药性】辛,温。归肺、胃经。

【功效】发汗解表,散寒通阳。

【应用】①风寒感冒。②阴盛格阳。

【注意】外敷有散结通络下乳之功，兼有解毒散结之力。

胡　荽

(《食疗本草》)

芫荽的全草。鲜用或晒干切段生用。

【饮片特征要点】具浓烈的特殊香味。以色带青、香气浓厚者为佳。

【药性】辛，温。归肺、胃经。

【功效】发表透疹，开胃消食。

【应用】①麻疹不透。②饮食不消，纳食不佳。

【注意】热毒壅盛而疹出不畅者忌服。

西河柳

(《开宝本草》)

柽柳的干燥细嫩枝叶。生用。

【饮片特征要点】气微，味淡。以色绿、枝叶细嫩者为佳。

【药性】甘、辛，平。归肺、胃、心经。

【功效】发表透疹，祛风除湿。

【应用】①麻疹不透，风疹瘙痒。②风湿痹痛。

【注意】①麻疹已透者不宜使用。②用量过大易致心烦、呕吐。

二、发散风热药

特点：①味辛性凉，发散风热，疗风热表证。②大多有透疹作用。③发汗作用缓和。

薄 荷

（《新修本草》）

薄荷的干燥地上部分。

【饮片特征要点】揉搓后有特殊清凉香气，味辛凉。以叶多、色绿、气味浓者为佳。

【药性】辛，凉。归肺、肝经。

【功效】疏散风热，清利头目，利咽，透疹，疏肝行气。

【特点】①发散风热之力最强。②质轻，清轻凉散去上焦风热，清头目，利咽喉。③兼可疏肝解郁。

【应用】①风热感冒，温病初起。②风热上攻，头痛眩晕，目赤多泪，喉痹，咽喉肿痛，口舌生疮。③麻疹不透，风疹瘙痒。④肝郁气滞，胸胁胀闷。⑤夏令感受暑湿秽浊之气，脘腹胀痛，呕吐泄泻。

【注意】①入煎剂宜后下。②本品芳香辛散，发汗耗气，故体虚多汗者不宜使用。③薄荷叶长于发汗解表，薄荷梗偏于理气和中。

第一章 解表药

牛蒡子

(《名医别录》)

牛蒡的干燥成熟果实。生用或炒捣用。又叫鼠黏子、大力子、恶实等。

【饮片特征要点】气微，味苦后微辛而稍麻舌。以粒大、饱满、色灰褐者为佳。

【药性】辛、苦、寒。归肺、胃经。

【功效】疏散风热，宣肺祛痰，利咽透疹，解毒消肿。

【特点】①外散风热，内解热毒，表里双解，为透疹良药。②又善清肺利咽。

【应用】①风热感冒，温病初起，咳嗽痰多。②麻疹不透，风疹瘙痒。③痈肿疮毒，丹毒，痄腮，咽喉肿痛。

【注意】其性寒滑利，气虚便溏者慎用。

蝉 蜕

(《名医别录》)

黑蚱若虫羽化时脱落的皮壳。

【饮片特征要点】气微，味淡。以体轻、色黄亮者为佳。

【药性】甘，寒。归肺、肝经。

【功效】疏散风热，利咽开音，透疹，明目退翳，息风止痉。

【特点】①疏散风热，宣肺开音，善治失音。②清肝明目退翳。③凉肝解痉。

【应用】①风热感冒，温病初起，咽痛音哑。②麻疹不透，风疹瘙痒。③目赤翳障。④惊风抽搐，破伤风。

【注意】孕妇慎用。

桑 叶

(《神农本草经》)

桑树的干燥叶。生用或蜜炙用。

【饮片特征要点】气微，味淡、微苦涩。以色黄绿者为佳。

【药性】甘、苦，寒。归肺、肝经。

【功效】疏散风热，清肺润燥，平抑肝阳，清肝明目，凉血止血。

【特点】善清肺络及在表风热，又平肝阳，清肝热。

【应用】①风热感冒，温病初起。②肺热咳嗽，燥热咳嗽。③肝阳上亢，头痛眩晕。④目赤肿痛，目暗昏花。⑤治血热妄行之咳血、吐血、衄血。

菊　花

(《神农本草经》)

菊的干燥头状花序。因花色不同分为黄菊花、白菊花；因产地不同有杭菊花、滁菊花、亳菊花。野菊的头状花序名野菊花（见第二章清热药）。

【饮片特征要点】气清香，味甘、微苦。以花朵完整、色鲜艳、香气浓郁者为佳。

【药性】辛、甘、苦，微寒。归肺、肝经。

【功效】疏散风热，平抑肝阳，清肝明目，清热解毒。

【特点】①疏散风热，尤善清上焦风热。②清肝、养肝、平肝。③清热解毒，善解疔毒。

【应用】①风热感冒，温病初起。②肝阳上亢，头痛眩晕。③目赤肿痛，眼目昏花。④疮痈肿毒。

【注意】疏散风热多用黄菊花；平肝、明目多用白菊花；清热解毒多用野菊花。

蔓荆子

(《神农本草经》)

蔓荆或单叶蔓荆的干燥成熟果实。生用或炒用。

【饮片特征要点】气特异而芳香，味淡、微辛。以粒大、饱满、气味浓者为佳。

【药性】辛、苦，微寒。归膀胱、肝、胃经。

【功效】疏散风热，清利头目。

【特点】轻浮上行，主散头面之邪，并有止痛之功。

【应用】①风热感冒头痛。②目赤多泪，目暗不明，齿龈肿痛。③头晕目眩。④本品亦有祛风止痛之功，用治风湿痹痛。

柴　胡

（《神农本草经》）

柴胡或狭叶柴胡的干燥根。按性状不同，分别习称"北柴胡"和"南柴胡"。生用或醋炒用。

【饮片特征要点】气微香，味微苦。以外表皮黑褐、切面黄白色者为佳。

【药性】辛、苦，微寒。归肝、胆、肺经。

【功效】疏散退热，疏肝解郁，升举阳气。

【特点】①能透达少阳之邪，为治少阳证之要药。②以疏散调达之性为肝所喜，善疏肝解郁。③可升举脾胃清阳之气。

【应用】①感冒发热，寒热往来。②肝气郁滞，胸胁胀痛，月经不调。③气虚下陷，胃下垂，肾下垂，子宫脱垂，久泻脱肛。

【注意】①"柴胡劫肝阴"，故阴虚阳亢，肝风内动，阴虚火旺及气机上逆者忌用或慎用。②疏肝或升举阳气用量较小，解表退热时用量较大。③疏肝、升阳多用醋或酒拌炒，解表用生品。④大叶柴胡 *Bupleurum longiradiatum* Turcz. 的干燥根茎，表面密生环节，有毒，不可当柴胡用。

升 麻
《神农本草经》

大三叶升麻、兴安升麻或升麻的干燥根茎。生用或蜜炙用。

【饮片特征要点】气微，味微苦而涩。以外表皮色黑褐、切面黄绿色者为佳。

【药性】辛、微甘，微寒。归肺、脾、胃、大肠经。

【功效】发表透疹，清热解毒，升举阳气。

【特点】①入胃经，善解阳明热毒。②升阳举陷力强。

【应用】①风热感冒，发热头痛。②麻疹不透。③齿痛，口疮，咽喉肿痛，阳毒发斑。④气虚下陷，胃下垂，久泻脱肛，子宫脱垂，肾下垂，崩漏下血。

【注意】①发表透疹、清热解毒宜生用，升阳举陷宜蜜炙用。②麻疹已透、阴虚火旺及阴虚阳亢者忌用。

葛 根
《神农本草经》

野葛的干燥根。习称"野葛"。生用或煨用。甘葛藤的干燥根为粉葛，《中国药典》中单列，除药性与野葛不同，其余均相同。

【饮片特征要点】野葛以质疏松、切面纤维性强者为佳；粉葛以块大，质坚实，色白，粉性足，纤维少者为佳。

【药性】甘、辛，凉。归脾、胃、肺经。

【功效】解肌退热，生津止渴，透疹，升阳止泻，通经活络，解酒毒。

【特点】①药性平和，解表又生津，能治表证而兼项背强痛者。②透疹不伤津。③升阳助津液输布而治口渴、泻痢。

【应用】①外感发热头痛，项背强痛。②热病口渴、消渴。③麻疹不透。④热泻热痢，脾虚泄泻。⑤中风偏瘫，胸痹心痛，眩晕头痛。⑥酒毒伤中。

【注意】解表生津宜生用；升阳止泻宜煨用。

淡豆豉

　（《名医别录》）

大豆的干燥成熟种子（黑豆）的发酵加工品。

【饮片特征要点】气香，味微甘。以色黑、质柔、气香者为佳。

【药性】苦、辛，凉。归肺、胃经。

【功效】解表，除烦，宣发郁热。

【特点】解表力弱，功善除烦。

【应用】①感冒，寒热头痛。②热病烦躁胸闷，虚烦不眠。

【注意】以桑叶、青蒿发酵者多用于治风热感冒，热病胸中烦闷之证；以麻黄、紫苏发酵者，多用治风寒感冒头痛。

浮 萍
(《神农本草经》)

紫萍的干燥全草。生用。

【饮片特征要点】气微，味淡。以色绿、背紫者为佳。

【药性】辛，寒。归肺、膀胱经。

【功效】宣散风热，透疹止痒，利尿消肿。

【特点】善透疹止痒。

【应用】①风热感冒。②麻疹不透。③风疹瘙痒。④水肿尿少。

【注意】表虚自汗者不宜使用。

木 贼
(《嘉祐本草》)

木贼的干燥地上部分。生用。

【饮片特征要点】气微，味甘淡、微涩，嚼之有沙粒感。以茎粗长、色绿、不脱节者为佳。

【药性】甘、苦，平。归肺、肝经。

【功效】疏散风热，明目退翳。

【特点】善明目退翳。

【应用】①风热目赤，迎风流泪，目生云翳。②出血证。

谷精草

（《开宝本草》）

谷精草的干燥带花茎的头状花序。

【饮片特征要点】气微，味淡。以花序大而紧密、色灰白、花茎短者为佳。

【药性】辛、甘，平。归肝、肺经。

【功效】疏散风热，明目退翳。

【特点】善明目退翳。

【应用】①风热目赤，肿痛羞明，目生翳膜。②风热头痛。

【注意】阴虚血亏之眼疾者不宜用。

‖第二章　清热药‖

1. 概念： 凡以清解里热为主要作用的药物都称为清热药。

2. 作用及适应证： ①清热泻火→高热烦渴的气分实热证。②清热燥湿→湿热泄泻、痢疾等湿热证。③清热解毒→痈肿疮疡等热毒病证。④清热凉血→血热吐衄发斑等血分实热证。⑤清虚热→虚热证。

3. 分类： ①清热泻火药；②清热燥湿药；③清热解毒药；④清热凉血药；⑤清虚热药。

使用时当辨清实热、虚热、气分热、血分热，有无积滞。因药性寒凉，故脾胃虚寒者慎用。

一、清热泻火药

特点： ①能清气分实热，清热作用比较强。②主治温病热入气分高热，烦渴及脏腑火热实证。

石　膏

（《神农本草经》）

为硫酸盐类矿物石膏族石膏，主要成分为含结晶水硫酸钙。研细生用、煅用。

【饮片特征要点】气微，味淡。以白色、块大、半透明、纵断面如丝者为佳。

【药性】甘、辛，大寒。归肺、胃经。

【功效】生用：清热泻火，除烦止渴；煅用：收湿，生肌，敛疮，止血。

【特点】①外解肌肤之热邪，内清肺胃郁热，清热不伤阴，为清热良药。②煅石膏外用。

【应用】①外感热病，高热烦渴。②肺热喘咳。③胃火亢盛，头痛牙痛，内热消渴。④溃疡不敛，湿疹瘙痒，水火烫伤，外伤出血。

【注意】①煎服 15 ～ 60g，大剂量 100 ～ 250g。打碎先煎。②内服宜生用，外用宜煅研末。③脾胃虚寒及阴虚内热者忌用。

寒水石

(《神农本草经》)

为碳酸盐类矿物方解石，主要成分为碳酸钙，或硫酸盐类矿物硬石膏族红石膏，主要成分为含水硫酸钙。前者称南寒水石，后者称北寒水石。生用，或煅用。

【饮片特征要点】南寒水石无臭、无味，以色白、有光泽、击碎后呈方形、具棱角者为佳；北寒水石气微、味淡，以纯净、片状、肉红色、有细丝纹、具光泽者为佳。

【药性】辛、咸，寒。归心、胃、肾经。

【功效】清热泻火。

【特点】功善清心火。

【应用】①热病烦渴，癫狂。②口舌生疮，热毒疮肿，丹毒，烧烫伤。

【注意】脾胃虚寒者慎用。打碎先煎。

知　母

(《神农本草经》)

知母的干燥根茎。生用或盐水炙用。

【饮片特征要点】气微，味微甜、略苦，嚼之带黏性。以切面色黄白者为佳。

【药性】苦、甘，寒。归肺、胃、肾经。

【功效】清热泻火，滋阴润燥。

【特点】①清气分实热又滋阴。②清肺热又养肺阴。③滋肾阴又降相火。

【应用】①外感热病，高热烦渴。②肺热咳嗽，阴虚燥咳。③骨蒸潮热。④内热消渴。⑤阴虚肠燥便秘。

【注意】①清热泻火宜生用，滋阴降火宜盐水炙用。②脾虚便溏者不宜用。

芦　根

（《名医别录》）

芦苇的新鲜或干燥根茎。鲜用或晒干用。芦苇有三个不同的生长阶段，在芦苇的笋子阶段叫蒹葭；芦苇叶片长出来了但还没有开花时，称为芦；开花后叫苇。苇茎为芦苇的嫩茎。

【饮片特征要点】气微，味甘。以条粗均匀、色黄白、有光泽、无须根者为佳。

【药性】甘，寒。归肺、胃经。

【功效】清热泻火，生津止渴，除烦，止呕，利尿。

【特点】①清肺胃气分实热又生津。②清肺热又排脓。

【应用】①热病烦渴。②肺热咳嗽，肺痈吐脓。③胃热呕哕。④热淋涩痛。

【注意】脾胃虚寒者慎用。

天花粉

（《神农本草经》）

栝楼或双边栝楼的干燥根。与瓜蒌、瓜蒌皮、瓜蒌子来源于同一个植物。

【饮片特征要点】气微，味微苦。以块大、色白、粉性足、质坚细腻、筋脉少者为佳。

【药性】甘、微苦，微寒。归肺、胃经。

【功效】清热泻火，生津止渴，消肿排脓。

【特点】清热之力不及芦根，生津之力胜于芦根，又善消肿排脓。

【应用】①热病烦渴。②肺热燥咳。③内热消渴。④疮疡肿毒。

【注意】①孕妇慎用。②反乌头（川乌、制川乌、草乌、制草乌、附子）。

竹 叶

（《名医别录》）

淡竹的干燥叶。其卷而未放的幼叶，称竹叶卷心。

【饮片特征要点】气弱，味淡。以叶嫩、色绿、呈卷状者为佳。

【药性】甘、辛、淡，寒。归心、胃、小肠经。

【功效】清热泻火，除烦，生津，利尿。

【特点】清心火，利小便，导热下行。

【应用】①热病烦渴。②口舌生疮，小便短赤涩痛。

【注意】阴虚火旺、骨蒸潮热者不宜使用。

淡竹叶

《本草纲目》

淡竹叶的干燥茎叶。

【饮片特征要点】气微，味淡。以叶多、色绿者为佳。

【药性】甘、淡，寒。归心、胃、小肠经。

【功效】清热泻火，除烦止渴，利尿通淋。

【特点】①清心除烦的作用弱于竹叶。②利尿的作用优于竹叶。

【应用】①热病烦渴。②口舌生疮，小便短赤涩痛。

【注意】阴虚火旺、骨蒸潮热者不宜使用。

鸭跖草

《本草拾遗》

鸭跖草的干燥地上部分。

【饮片特征要点】气微，味淡。以色黄绿者为佳。

【药性】甘、淡，寒。归肺、胃、小肠经。

【功效】清热泻火，解毒，利水消肿。

【特点】清气分热，又解毒利咽喉。

【应用】①热病烦渴，风热感冒。②咽喉肿痛，痈肿疔毒。③水肿尿少，热淋涩痛。

【注意】脾胃虚弱者用量宜少。

第二章 清热药

35

栀 子

（《神农本草经》）

栀子的干燥成熟果实。生用、炒用或炒焦用。

【饮片特征要点】气微，味微酸而苦。以皮薄、饱满、色黄、完整者为佳。

【药性】苦，寒。归心、肺、三焦经。

【功效】泻火除烦，清热利湿，凉血解毒；外用消肿止痛。

【特点】①通泄三焦实火而善除烦。②利肝胆湿热从小便排出。③凉血解毒，乃清热凉血之良品。

【应用】①热病烦闷。②湿热黄疸。③淋证涩痛。④血热吐衄。⑤目赤肿痛。⑥热毒疮疡。⑦扭挫伤痛。

【注意】①生栀子走气分而清热泻火，焦栀子及栀子炭入血分而凉血止血。传统认为，栀子皮（果皮）偏于达表而去肌肤之热，栀子仁（种子）偏于走里而清里热。②苦寒伤胃，脾虚便溏者不宜用。

夏枯草

（《神农本草经》）

夏枯草的干燥果穗。这种植物到了夏天就开始枯萎，因此而得名。

【饮片特征要点】气微，味淡。以穗大、色棕红者为佳。

【药性】辛、苦，寒。归肝、胆经。

【功效】清肝泻火，明目，散结消肿。

【特点】功善泻肝火，散郁结。

【应用】①目赤肿痛，目珠夜痛，头痛眩晕。②瘿瘤，瘰疬。③乳痈，乳癖，乳房胀痛。

【注意】脾胃虚弱者慎用。

决明子

(《神农本草经》)

钝叶决明或决明（小决明）的干燥成熟种子。生用或盐水炙用。

【饮片特征要点】气微，味微苦。以颗粒均匀、饱满、色绿棕者为佳。

【药性】甘、苦、咸，微寒。归肝、大肠经。

【功效】清肝明目，润肠通便。

【特点】清肝明目之佳品，又可润肠燥。

【应用】①目赤涩痛，羞明多泪，目暗不明。②头痛眩晕。③肠燥便秘。

【注意】气虚便溏者不宜用。用于润肠通便，不宜久煎。

密蒙花

(《开宝本草》)

密蒙花的干燥花蕾及花序。

【饮片特征要点】气微香，味微苦、辛。以色灰黄、花蕾密聚、茸毛多者为佳。

【药性】甘，微寒。归肝经。

【功效】清热泻火，养肝明目，退翳。

【特点】清肝养肝而明目。

【应用】①目赤肿痛，羞明多泪，目生翳膜。②肝虚目暗，视物昏花。

青葙子

(《神农本草经》)

青葙的干燥成熟种子。

【饮片特征要点】气微，味淡。以粒饱满、色黑、光亮者为佳。

【药性】苦，微寒。归肝经。

【功效】清肝泻火，明目退翳。

【特点】功专清肝明目。

【应用】①肝热目赤，目生翳膜，视物昏花。②肝火眩晕。

【注意】有扩瞳作用，青光眼患者禁用。

二、清热燥湿药

特点：①皆味苦性寒，苦能燥湿，寒能清热，故具有清热燥湿，泻火解毒的作用。②适用于湿热证和火热证。③苦寒能伤阴、伤阳，故一般用量不宜过大，脾胃虚寒，津伤阴亏者当慎用。

黄 芩

（《神农本草经》）

黄芩的干燥根。生用、酒炒或炒炭用。又名元芩、条芩、枯芩、子芩。

【**饮片特征要点**】气微，味苦。以外表皮棕黄色、切面色黄者为佳。

【**药性**】苦，寒。归肺、胆、脾、大肠、小肠经。

【**功效**】清热燥湿，泻火解毒，止血，安胎。

【**特点**】①清热燥湿，主上焦湿热。②善清肺火。③清热安胎。④除少阳之热。

【**应用**】①湿温暑湿，胸闷呕恶，湿热痞满，泻痢，黄疸。②肺热咳嗽，高热烦渴。③痈肿疮毒。④血热出血。⑤胎热胎动不安。

【**注意**】①清热多生用，安胎多炒用，止血炒炭，清上焦热多酒炒。②传统将黄芩分为枯芩与子芩，枯芩（片芩）为生长年久的宿根，中空而枯，体轻主浮，善清上焦肺火，主治肺热咳嗽痰黄；子芩（条芩）为生长年少的子根，体实而坚，质重主降，善清大肠之火、泻下焦湿热，主治湿热泻痢、黄疸尿赤。③脾胃虚寒者不宜使用。

黄 连

（《神农本草经》）

黄连、三角叶黄连或云连的干燥根茎。以上三种分别习称"味连""雅连""云连"。味连、雅连主产于四川、湖北。云连主产于云南。生用或清炒、姜汁炙、酒炙、吴茱萸水炙用。

【饮片特征要点】气微，味极苦。以切面鲜黄，味极苦者为佳。

【药性】苦，寒。归心、脾、胃、肝、胆、大肠经。

【功效】清热燥湿，泻火解毒。

【特点】①清热燥湿，主治胃肠湿热泻痢。②苦寒浓烈，为治湿热蕴结之主药。③入心、胃经，而善泻心火、清胃热。

【应用】①湿热痞满，呕吐，泻痢。②高热神昏，心火亢盛，心烦不寐，心悸不宁。③血热吐衄。④胃热呕吐吞酸，消渴，胃火牙痛。⑤痈肿疔疮，目赤肿痛，口舌生疮。⑥湿疹湿疮，耳道流脓。

【注意】①煎服，2～5g。外用适量。②黄连生用功能清热燥湿，泻火解毒；酒黄连善清上焦火热，多用于目赤肿痛、口舌生疮；姜黄连善清胃和胃止呕，多用治寒热互结，湿热中阻，痞满呕吐；萸黄连功善疏肝和胃止呕，多用治肝胃不和之呕吐吞酸。③苦寒之品过服、久服易伤脾胃，脾胃虚寒者忌用。苦燥易伤阴津，阴虚津伤者慎用。

黄　柏

(《神农本草经》)

黄皮树的干燥树皮。习称"川黄柏"。生用或盐水炙、炒炭用。又名元柏、盐柏。关黄柏在《中国药典》中单列，为黄檗的干燥树皮。

【饮片特征要点】气微，味极苦，嚼之有黏性。以皮厚、色鲜黄、味极苦者为佳。

【药性】苦，寒。归肾、膀胱经。

【功效】清热燥湿，泻火解毒，除骨蒸。

【特点】①清热燥湿，善祛下焦湿热。②长于退虚热，降相火。

【应用】①湿热泻痢，黄疸尿赤，带下阴痒，热淋涩痛，脚气痿躄。②骨蒸劳热，盗汗，遗精。③疮疡肿毒，湿疹湿疮。

【注意】①清热燥湿、泻火解毒宜生用，滋阴降火宜盐炙用，止血多炒炭用。②脾胃虚寒者忌用。

龙 胆

（《神农本草经》）

条叶龙胆、龙胆、三花龙胆或滇龙胆的干燥根及根茎。前三种习称"龙胆"，后一种习"坚龙胆"。因以东北产量最大，故习称"关龙胆"。

【饮片特征要点】气微，味甚苦。以色黄或色黄棕色者为佳。

【药性】苦，寒。归肝、胆经。

【功效】清热燥湿，泻肝胆火。

【特点】主泻肝胆经实火，善清下焦湿热。

【应用】①湿热黄疸，阴肿阴痒，带下，湿疹瘙痒。②肝火头痛，目赤肿痛，耳鸣耳聋，胁痛口苦，强中，惊风抽搐。

【注意】脾胃虚寒者不宜用，阴虚津伤者慎用。

秦 皮

（《神农本草经》）

苦枥白蜡树、白蜡树、尖叶白蜡树或宿柱白蜡树的干燥枝皮或干皮。

【饮片特征要点】气微，味苦。以外表皮色灰白、味苦者为佳。

【药性】苦、涩，寒。归肝、胆、大肠经。

【功效】清热燥湿，收涩止痢，止带，明目。

【特点】味苦燥湿，又兼涩性而收敛。

【应用】①湿热泻痢，赤白带下。②肝热目赤肿痛，目生翳膜（煎汤或洗眼以明目）。

【注意】脾胃虚寒者忌用。

苦 参

（《神农本草经》）

苦参的干燥根。

【饮片特征要点】气微，味极苦。以切面色黄白、味极苦者为佳。

【药性】苦，寒。归心、肝、胃、大肠、膀胱经。

【功效】清热燥湿，杀虫止痒，利尿。

【特点】①清热燥湿治痢之功与黄连相近。②除下焦湿热与黄柏、龙胆相似。③杀虫止痒为其特长。

【应用】①湿热泻痢，便血，黄疸，赤白带下，阴肿阴痒。②湿疹湿疮，皮肤瘙痒，疥癣麻风，滴虫性阴道炎。③湿热淋痛，尿闭不通。

【注意】①脾胃虚寒者不宜用，阴虚津伤者慎用。②反藜芦。

白鲜皮

（《神农本草经》）

白鲜的干燥根皮。

【饮片特征要点】有羊膻气，味微苦。以皮厚、色灰白、羊膻气浓者为佳。

【药性】苦，寒。归脾、胃、膀胱经。

【功效】清热燥湿，祛风解毒。

【特点】清热燥湿解毒，又祛风止痒，用治湿热或热毒引起的皮肤病。

【应用】①湿热疮毒，黄水淋漓，湿疹，风疹，疥癣疮癞。②湿热黄疸尿赤，风湿热痹。

【注意】脾胃虚寒者慎用。

三、清热解毒药

特点：①功善清热解毒。②用于各种热毒证，如痈肿疔疮、丹毒、温毒发斑、痄腮、咽喉肿痛、痢疾、蛇虫咬伤等。③其性寒凉，不可久服。

金银花

（《新修本草》）

忍冬的干燥花蕾或带初开的花。又名双花、银花。生用、炒用或制成露剂使用。

【饮片特征要点】气清香，味淡、微苦。以花蕾多、色黄白、气清香者为佳。

【药性】甘，寒。归肺、心、胃经。

【功效】清热解毒，疏散风热。

【特点】①清热解毒力较强。②质轻，轻清疏散风热。③凉血解毒治痢。

【应用】①痈肿疔疮，喉痹，丹毒。②风热感冒，温病发热。③热毒血痢。

【注意】①疏散风热、清泄里热以生品为佳；炒炭宜用于热毒血痢；露剂多用于暑热烦渴。②脾胃虚寒及气虚疮疡脓清者忌用。

连 翘

(《神农本草经》)

连翘的干燥果实。秋季果实初熟尚带绿色时采收，习称"青翘"；果实熟透时采收，习称"老翘"或"黄翘"。青翘采得后即蒸熟晒干，筛取籽实作"连翘心"用。

【饮片特征要点】气微香，味苦。青翘以色较绿、不开裂者为佳；老翘以色较黄、瓣大、壳厚者为佳。

【药性】苦，微寒。归肺、心、小肠经。

【功效】清热解毒，消肿散结，疏散风热。

【特点】①清热解毒又消痈散结，有"疮家圣药"之称。②连翘心专清心火。

【应用】①痈疽，瘰疬，乳痈，丹毒。②风热感冒，温病初起，热入营血，高热烦渴，神昏发斑。③热淋涩痛。

【注意】①青翘清热解毒力较强；老翘长于透热达

表，疏散风热；连翘心长于清心泻火。②脾胃虚寒及气虚脓清者不宜用。

穿心莲

（《岭南采药录》）

穿心莲的干燥地上部分。生用或鲜用。

【饮片特征要点】气微，味极苦。以色绿，叶多者为佳。

【药性】苦，寒。归心、肺、大肠、膀胱经。

【功效】清热解毒，凉血，消肿，燥湿。

【特点】清热解毒，善清心肺之火。

【应用】①风热感冒，温病初起。②咽喉肿痛，口舌生疮。③顿咳劳嗽，肺痈吐脓。④痈肿疮疡，蛇虫咬伤。⑤湿热泻痢，热淋涩痛，湿疹瘙痒。

【注意】①多作丸、散、片剂。②不宜多服久服，脾胃虚寒者不宜用。

大青叶

（《名医别录》）

菘蓝的干燥叶。

【饮片特征要点】气微，味微酸、苦、涩。以叶大完整、色暗灰绿者为佳。

【药性】苦，寒。归心、胃经。

【功效】清热解毒，凉血消斑。

【特点】清热解毒，善凉血。

【应用】①温病高热，神昏，发斑发疹。②痄腮，喉痹，口疮，丹毒，痈肿。

【注意】脾胃虚寒者忌用。

板蓝根

(《新修本草》)

菘蓝的干燥根。

【饮片特征要点】气微，味微甜后苦涩。以片大均匀、体实、粉性大者为佳。

【药性】苦，寒。归心、胃经。

【功效】清热解毒，凉血，利咽。

【特点】①解毒凉血之功似大青叶。②解毒利咽为其特长。

【应用】①瘟疫时毒，发热咽痛。②温毒发斑，痄腮，烂喉丹痧，大头瘟疫，丹毒，痈肿。

【注意】体虚而无实火热毒者忌服，脾胃虚寒者忌用。

青 黛

(《药性论》)

菘蓝、马蓝、蓼蓝等植物叶或茎叶加工制得的干燥粉末、团块或颗粒。

【饮片特征要点】微有草腥气，味淡。以粉细、色蓝、质轻而松、能浮于水面，以火烧之呈紫红色火焰者为佳。

【药性】咸，寒。归肝经。

【功效】清热解毒，凉血消斑，泻火定惊。

【特点】①清热解毒，凉血消斑似大青叶。②善泻肝火。

【应用】①温毒发斑，血热吐衄。②喉痹口疮，痄腮，火毒疮疡。③肝火犯肺，咳嗽胸痛，痰中带血。④小儿惊痫。

【注意】①因难溶于水，故入丸、散剂，入煎剂冲服。②胃寒者慎用。

贯 众

(《神农本草经》)

粗茎鳞毛蕨的干燥根茎和叶柄残基。习称"东北贯众"。《中国药典》称本品为绵马贯众。

【饮片特征要点】气特异，味初淡而微涩，后渐苦、辛。以切面棕色、须根少者为佳。

【药性】苦，微寒；有小毒。归肝、胃经。

【功效】清热解毒，驱虫，止血。

【特点】①清热解毒，善解时疫之毒。②凉血止血，对子宫有很强的收缩性，治崩漏下血最宜。③绵马贯众有一定的驱虫作用。

【应用】①时疫感冒，风热头痛，温毒发斑。②痄腮，疮疡肿毒。③虫积腹痛。④崩漏下血。

【注意】①清热解毒、驱虫宜生用；止血宜炒炭用。外用适量。②有小毒，用量不宜过大，量大易损伤视神经。服用本品时忌油腻。脾胃虚寒者及孕妇慎用。

蒲公英

（《新修本草》）

蒲公英、碱地蒲公英或同属数种植物的干燥全草。鲜用或干用。

【饮片特征要点】气微，味微苦。以叶多、色灰绿、带根者为佳。

【药性】苦、甘，寒。归肝、胃经。

【功效】清热解毒，消肿散结，利湿通淋。

【特点】①清热解毒，消痈散结作用强，治内外热毒疮痈，为治乳痈要药。②清热利湿通淋。

【应用】①痈肿疔疮，乳痈，肺痈，肠痈，瘰疬。②湿热黄疸，热淋涩痛。

另外，本品亦有清肝明目作用，用治肝火上炎引起的目赤肿痛。

【注意】用量过大可致缓泻。

紫花地丁

(《本草纲目》)

紫花地丁的干燥全草。又名地丁。因开花是紫色而得名。

【饮片特征要点】气微，味微苦而稍黏。以完整、主根圆锥形，叶灰绿色，叶柄具明显狭翅，花紫色者为佳。

【药性】苦、辛，寒。归心、肝经。

【功效】清热解毒，凉血消肿。

【特点】清热解毒，凉血消肿力大，为治疗疔毒之要药。

【应用】①疔疮肿毒，痈疽发背，丹毒，乳痈，肠痈。②毒蛇咬伤。

【注意】体质虚寒者忌服。

野菊花

(《本草正》)

野菊的干燥头状花序。

【饮片特征要点】气芳香，味苦。以完整、色黄、香气浓者为佳。

【药性】苦、辛，微寒。归肝、心经。

【功效】清热解毒，泻火平肝。

【特点】①清热解毒力佳，为治疗痈肿痛之良药。

②清肝热，平肝阳。

【应用】①疔疮痈肿，咽喉肿痛。②目赤肿痛，头痛眩晕。

【注意】野菊花苦寒之性尤胜，长于解毒消痈，痈肿疮疡多用；菊花辛散之力较强，长于清热疏风，上焦头目风热多用之。

重　楼

（《神农本草经》）

云南重楼或七叶一枝花的干燥根茎。又名蚤休、七叶一枝花、草河车。

【饮片特征要点】气微，味微苦、麻。以片大、坚实、断面色白、粉性足者为佳。

【药性】苦，微寒；有小毒。归肝经。

【功效】清热解毒，消肿止痛，凉肝定惊。

【特点】善于清热解毒，消肿止痛，为治痈肿疔毒、毒蛇咬伤的常用药。

【应用】①疔疮痈肿，咽喉肿痛，蛇虫咬伤。②跌扑伤痛。③惊风抽搐。

【注意】体虚、无实火热毒者、孕妇及患阴证疮疡者均不宜服用。

拳 参

(《图经本草》)

拳参的干燥根茎。又名紫参。

【饮片特征要点】气微，味苦、涩。以个大、质硬、断面浅红棕色者为佳。

【药性】苦、涩，微寒。归肺、肝、大肠经。

【功效】清热解毒，消肿，息风定惊，止血。

【特点】既能清热解毒，又可凉血止血，且兼涩肠止泻之功。

【应用】①痈肿瘰疬，蛇虫咬伤，口舌生疮。②热病神昏，惊痫抽搐。③赤痢热泻。④血热出血，痔疮出血。⑤肺热咳嗽。

【注意】无实火热毒者不宜用。

漏 芦

(《神农本草经》)

祁州漏芦的干燥根。

【饮片特征要点】气特异，味微苦。以切面具裂隙、色灰黑者为佳。

【药性】苦，寒。归胃经。

【功效】清热解毒，消痈散结，通经下乳，舒筋通脉。

【特点】解毒消痈，又兼下乳，为治乳痈良药。

【应用】①乳痈肿痛，痈疽发背，瘰疬疮毒。②乳汁不通。③湿痹拘挛。

【注意】孕妇慎用。

土茯苓

（《本草纲目》）

光叶菝葜的干燥根茎。

【饮片特征要点】气微，味微甘、涩。以粉性大、筋脉少、切面淡棕色者为佳。

【药性】甘、淡，平。归肝、胃经。

【功效】解毒，除湿，通利关节。

【特点】解毒除湿，通利关节，解汞毒，为治梅毒的要药。

【应用】①梅毒或汞中毒所致肢体拘挛、筋骨疼痛。②湿热淋浊、带下、疥癣，湿热瘙痒。③痈肿，瘰疬。

【注意】肝肾阴虚者慎用。

鱼腥草

（《名医别录》）

蕺菜的新鲜全草或干燥地上部分。由于这种草本植物含有很特殊的鱼腥气味，故称之。古代称为蕺菜。

【饮片特征要点】具鱼腥气，味涩。以叶多、色灰绿、有花穗、鱼腥气浓者为佳。

【**药性**】辛，微寒。归肺经。

【**功效**】清热解毒，消痈排脓，利尿通淋。

【**特点**】长于清肺热，清热解毒，消痈排脓，为治肺痈之要药。

【**应用**】①肺痈吐脓，痰热咳喘。②疮痈肿毒。③热淋，热痢。

【**注意**】虚寒证或阴性疮疡忌服。

金荞麦

(《新修本草》)

金荞麦的干燥根茎。

【**饮片特征要点**】气微，味微涩。以片大、断面黄白或黄棕色、质坚硬者为佳。

【**药性**】微辛、涩，凉。归肺经。

【**功效**】清热解毒，排脓祛瘀。

【**特点**】主入肺经，清肺热，解毒排脓。

【**应用**】①肺痈吐脓，肺热喘咳。②瘰疬疮疖，乳蛾肿痛。

【**注意**】用水或黄酒隔水密闭炖服。

大血藤

(《本草图经》)

大血藤的干燥藤茎。既往称为红藤。

【饮片特征要点】气微，味微涩。以片大、质坚、纹理清晰者为佳。

【药性】苦，平。归大肠、肝经。

【功效】清热解毒，活血，祛风止痛。

【特点】①清热解毒消痈，为治肠痈腹痛之要药。②活血散瘀止痛。

【应用】①肠痈腹痛，热毒疮疡。②血滞经闭痛经，跌扑肿痛。③风湿痹痛。

【注意】孕妇慎用。

败酱草

《神农本草经》

黄花败酱、白花败酱的干燥全草。有用麦麸做的酱开始变质的气味，所以叫败酱草。

【饮片特征要点】气特异，味微苦。以叶多色绿、气浓者为佳。

【药性】辛、苦，微寒。归胃、大肠、肝经。

【功效】清热解毒，消痈排脓，祛瘀止痛。

【特点】清热解毒，活血消痈、排脓，为治肠痈要药。

【应用】①肠痈肺痈，痈肿疮毒。②产后瘀阻腹痛。

【注意】脾胃虚弱，食少泄泻者不宜服用。

第二章　清热药

55

射 干

(《神农本草经》)

射干的干燥根茎。

【饮片特征要点】气微，味苦、微辛。以断面色黄、苦味浓者为佳。

【药性】苦，寒。归肺经。

【功效】清热解毒，消痰，利咽。

【特点】清热解毒又消痰涎。

【应用】①热毒痰火郁结，咽喉肿痛。②痰涎壅盛，咳嗽气喘。

【注意】①孕妇慎用。②脾虚便溏者不宜使用。

山豆根

(《开宝本草》)

越南槐的干燥根及根茎。又名广豆根。

【饮片特征要点】有豆腥气，味极苦。以味苦者为佳。

【药性】苦，寒；有毒。归肺、胃经。

【功效】清热解毒，消肿利咽。

【特点】为治咽喉肿痛的要药。

【应用】①火毒蕴结，乳蛾喉痹，咽喉肿痛。②齿龈肿痛，口舌生疮。

【注意】①脾胃虚寒者慎用。②有毒，过量服用易引起呕吐、腹泻、胸闷、心悸等。

马　勃

（《名医别录》）

脱皮马勃、大马勃或紫色马勃的干燥子实体。

【饮片特征要点】臭似尘土，无味。以皮薄、饱满、松泡有弹性者为佳。

【药性】辛，平。归肺经。

【功效】清肺，解毒利咽，止血。

【特点】能宣散肺经风热，又长于解毒利咽，为治风热郁肺，咽喉肿痛之常用药。

【应用】①风热郁肺，咽痛音哑，咳嗽。②衄血，创伤出血。

【注意】风寒袭肺之咳嗽、失音者不宜使用。

青　果

（《日华子本草》）

橄榄的干燥成熟果实。又名橄榄。用时打碎。

【饮片特征要点】气微，果肉味涩，久嚼微甜。以肉厚、灰绿色、味先涩后甜者为佳。

【药性】甘、酸，平。归肺、胃经。

【功效】清热解毒，利咽，生津。

【特点】解毒生津利咽。

【应用】①咽喉肿痛，咳嗽痰稠，烦热口渴。②鱼蟹中毒。

【注意】本品有一定的醒酒作用，可单用煎汤服用。

木蝴蝶

(《本草纲目拾遗》)

木蝴蝶的干燥成熟种子。又名为千张纸、玉蝴蝶、云故纸。

【饮片特征要点】气微，味微苦。以张大、色白、翅柔软如绢者为佳。

【药性】苦、甘，凉。归肺、肝、胃经。

【功效】清肺利咽，疏肝和胃。

【特点】①清肺热、利咽喉，为治咽喉肿痛之常用药。②又疏肝和胃止痛。

【应用】①肺热咳嗽，喉痹音哑。②肝胃气痛。

白头翁

(《神农本草经》)

白头翁的干燥根。因其全身都有白色绒毛，尤其花上也有比较长的白绒毛，好像白发老翁，故因此而得名。

【饮片特征要点】气微，味微苦涩。以切面色淡黄、根头部有白色茸毛者为佳。

【药性】苦，寒。归胃、大肠经。

【功效】清热解毒，凉血止痢。

【特点】善除肠胃湿热及血分热毒，为治痢要药。

【应用】①热毒血痢。②阴痒带下。

【注意】虚寒泻痢者忌服。

马齿苋

(《本草经集注》)

马齿苋的干燥地上部分。鲜用或生用。

【饮片特征要点】气微，味微酸。以质嫩、叶多、色青绿者为佳。

【药性】酸，寒。归肝、大肠经。

【功效】清热解毒，凉血止血，止痢。

【特点】清热解毒、凉血，为治痢的常用药。

【应用】①热毒血痢。②痈肿疔疮，丹毒，蛇虫咬伤，湿疹。③便血，痔血，崩漏下血。

【注意】①鲜用 50 ～ 100g。②脾胃虚寒，肠滑作泄者忌服。

鸦胆子

(《本草纲目拾遗》)

鸦胆子的干燥成熟果实。

【饮片特征要点】气微，味极苦。以粒大、饱满、

第二章 清热药

种仁色白、油性足者为佳。

【药性】苦，寒；有小毒。归大肠、肝经。

【功效】清热解毒，止痢，截疟；外用腐蚀赘疣。

【特点】①善清大肠蕴热，凉血止痢。②杀虫截疟。

【应用】①热毒血痢，冷积久痢。②疟疾。③赘疣、鸡眼。

【注意】①内服，0.5～2g，用龙眼肉包裹或装入胶囊吞服，亦可压去油制成丸剂、片剂服，不宜入煎剂。②本品对胃肠道及肝肾均有损害，内服需严格控制剂量，不宜多用久服。③外用注意用胶布保护好周围正常皮肤，以防止对正常皮肤的刺激。④孕妇及小儿慎用。胃肠出血及肝肾病患者不宜用。

地锦草

（《嘉祐本草》）

地锦或斑地锦的干燥全草。

【饮片特征要点】气微，味微涩。以叶色绿、茎色紫红者为佳。

【药性】辛，平。归肝、大肠经。

【功效】清热解毒，凉血止血，利湿退黄。

【特点】①清热解毒，又凉血止血。②解毒利湿退黄。

【应用】①热泻热痢。②血热出血。③湿热黄疸。④疮疖痈肿，蛇虫咬伤。

半边莲

（《本草纲目》）

半边莲的干燥全草。开的花形似莲花，但只有一半，而且很小，故得此名。

【饮片特征要点】气微特异，味微甘而辛。以叶色绿者为佳。

【药性】辛，平。归心、小肠、肺经。

【功效】清热解毒，利尿消肿。

【特点】清热解毒效佳，为治疮痈肿痛常用药。

【应用】①痈肿疔疮，蛇虫咬伤。②臌胀水肿，湿热黄疸。③湿疹湿疮。

【注意】水肿属阴水者忌用。

白花蛇舌草

（《广西中药志》）

白花蛇舌草的干燥全草。叶片长，像蛇的舌，且花色白，因此得名。

【饮片特征要点】味苦。以叶多、色灰绿、具花果者为佳。

【药性】微苦、甘，寒。归胃、大肠、小肠经。

【功效】清热解毒，利湿通淋。

【特点】清热解毒力强，广泛用于各种癌症。又利湿通淋。

【应用】①痈肿疮毒，咽喉肿痛，毒蛇咬伤。②热淋涩痛。

【注意】阴疽及脾胃虚寒者忌用。

山慈菇

(《本草拾遗》)

杜鹃兰、独蒜兰或云南独蒜兰的干燥假鳞茎。前者习称"毛慈菇"，后二者习称"冰球子"。

【饮片特征要点】气微，味淡，带黏性。以质坚、半透明者为佳。

【药性】甘、微辛，凉。归肝、脾经。

【功效】清热解毒，化痰散结。

【特点】解毒消肿，化痰散结力佳。

【应用】①痈肿疔毒，瘰疬痰核，蛇虫咬伤。②癥瘕痞块。

【注意】体虚者慎用。

熊胆粉

(《新修本草》)

棕熊、黑熊的干燥胆汁提纯、干燥后制备的细粉。

【药性】苦，寒。归肝、胆、心经。

【功效】清热解毒，息风止痉，清肝明目。

【特点】长于清泄肝胆经郁热而止痉、解毒、明目。

【应用】①热毒疮痈，痔疮，咽喉肿痛。②热极生风，惊痫抽搐。③肝热目赤，目生翳膜。

【注意】①内服，0.25～0.5g，多作丸、散剂，不入汤剂。②脾胃虚寒者忌用。

千里光
(《本草图经》)

千里光的干燥地上部分。

【饮片特征要点】气微，味苦。以叶多、色绿者为佳。

【药性】苦，寒。归肺、肝经。

【功效】清热解毒，清肝明目，利湿。

【特点】清热解毒力强，又善清肝明目。

【应用】①痈肿疮毒。②感冒发热。③目赤肿痛。④湿热泻痢。⑤皮肤湿疹。

【注意】①脾胃虚寒者慎服。②有小毒，肝功能损害者慎用。

白 蔹
(《神农本草经》)

白蔹的干燥块根。

【饮片特征要点】气微，味苦。以切面色粉白、粉性足者为佳。

【药性】苦，微寒。归心、胃经。

【功效】清热解毒，消痈散结，敛疮生肌。

【特点】功善解毒敛疮生肌。

【应用】①痈疽发背，疔疮，瘰疬。②烧烫伤，手足皲裂。

【注意】不宜与川乌、草乌、附子同用。

四季青

(《本草拾遗》)

冬青的干燥叶。

【饮片特征要点】气味清香，味苦、涩。以色绿、味苦者为佳。

【药性】苦、涩，凉。归肺、大肠、膀胱经。

【功效】清热解毒，消肿祛瘀，凉血止血，敛疮。

【特点】外用解毒、凉血、敛疮，尤长于治疗烧烫伤。

【应用】①烧烫伤，皮肤溃疡。②肺热咳嗽，咽喉肿痛，痢疾，热淋，胁痛。③外伤出血。

绿 豆

(《日华子本草》)

绿豆的干燥种子。打碎入药或研粉用。

【饮片特征要点】味甘。以粒大、饱满、色绿者为佳。

【药性】甘，寒。归心、胃经。

【功效】清热解毒，消暑，利水。

【特点】善解药食之毒。

【应用】①痈肿疮毒。②药食中毒。③暑热烦渴。④水肿，小便不利。

【注意】脾胃虚寒，肠滑泄泻不宜使用。

四、清热凉血药

特点：

①专入血分，具有清解营分、血分热邪的作用。

②主要用于温病热入营血，身热、舌绛、发斑、吐血、衄血及杂病血热出血证。

生地黄

（《神农本草经》）

地黄的干燥块根。

【饮片特征要点】气微，味微甜。以切面乌黑者为佳。

【药性】甘，寒。归心、肝、肾经。

【功效】清热凉血，养阴生津。

【特点】味甘苦性寒，体润多液，为清热凉血滋阴之要药。

【应用】①热入营血，温毒发斑。②血热出血。③热病伤阴，舌绛烦渴，内热消渴。④阴虚发热，骨蒸劳热。⑤津伤便秘。

【注意】脾虚湿滞，腹满便溏者不宜服用。

玄 参

（《神农本草经》）

玄参的干燥根。又名元参。

【饮片特征要点】气特异似焦糖，味甘、微苦。以切面黑色者为佳。

【药性】甘、苦、咸，微寒。归肺、胃、肾经。

【功效】清热凉血，滋阴降火，解毒散结。

【特点】①既清热凉血，又泻火解毒散结。②滋肾阴，降相火。

【应用】①热入营血，温毒发斑。②热病伤阴，舌绛烦渴，津伤便秘，骨蒸劳嗽。③目赤肿痛，咽喉肿痛，白喉，瘰疬，痈肿疮毒。

【注意】①脾胃虚寒，食少便溏者不宜服用。②反藜芦。

牡丹皮

（《神农本草经》）

牡丹的干燥根皮。又名丹皮、粉丹皮。秋季采挖根部，除去细根，剥取根皮，晒干或刮去粗皮，除去木心，晒干。前者习称连丹皮，后者习称刮丹皮。生用或酒炙用。

【饮片特征要点】气芳香，味微苦而涩。以皮厚、切面粉白色、粉性足、香气浓者佳。

【药性】苦、辛，微寒。归心、肝、肾经。

【功效】清热凉血，活血化瘀。

【特点】①清热凉血又活血散瘀，凡血热兼瘀滞之证均可用之。②清实热又退虚热。

【应用】①热入营血，温毒发斑，血热吐衄。②温邪伤阴，阴虚发热，夜热早凉，无汗骨蒸。③血滞经闭痛经，跌扑伤痛。④痈肿疮毒。

【注意】①清热凉血宜生用，活血化瘀宜酒炙用，止血宜炒炭用。②血虚有寒、月经过多者及孕妇慎用。

赤　芍

(《开宝本草》)

芍药或川赤芍的干燥根。

【饮片特征要点】气微香，味微苦、微涩。以切面粉白色者为佳。

【药性】苦，微寒。归肝经。

【功效】清热凉血，散瘀止痛。

【特点】①苦寒入肝经，清热凉血，散瘀止痛，止痛作用强。②清肝火。

【应用】①热入营血，温毒发斑，血热吐衄。②目赤肿痛，痈肿疮疡。③肝郁胁痛，经闭痛经，癥瘕腹痛，跌扑损伤。

【注意】①反藜芦。②血寒经闭者不宜使用，孕妇慎用。

紫　草

(《神农本草经》)

新疆紫草或内蒙紫草的干燥根。

【饮片特征要点】气特异，味微苦、涩。以质松软、色紫色者为佳。

【药性】甘、咸，寒。归心、肝经。

【功效】清热凉血，活血解毒，透疹消斑。

【特点】清热凉血，而善解毒透疹。

【应用】①血热毒盛，斑疹紫黑，麻疹不透。②疮疡，湿疹，水火烫伤。

【注意】性寒滑利，有轻泻作用，故脾虚便溏者忌服。

水牛角

(《名医别录》)

水牛的角。镑片或锉成粗粉，生用；或制为浓缩粉用。

【饮片特征要点】气微腥，味淡。以色灰褐色者为佳。

【药性】苦，寒。归心、肝经。

【功效】清热凉血，解毒，定惊。

【特点】清热凉血解毒，又能定惊。

【应用】①温病高热，神昏谵语，惊风，癫狂。②血热毒盛，发斑发疹，吐血衄血。③痈肿疮疡，咽喉肿痛。

【注意】脾胃虚寒者忌用。

五、清虚热药

特点：①以清虚热为主要作用，清热不伤阴。②善治虚热证。

青　蒿

（《神农本草经》）

黄花蒿的干燥地上部分。鲜用或生用。

【饮片特征要点】气香特异，味微苦。以色绿、质嫩、叶多、香气浓郁者为佳。

【药性】苦、辛，寒。归肝、胆经。

【功效】清虚热，除骨蒸，解暑热，截疟，退黄。

【特点】①辛香透散，长于清透阴分伏热，不伤阴。②解暑热，截疟。

【应用】①温邪伤阴，夜热早凉。②阴虚发热，骨

蒸劳热。③外感暑热，发热烦渴。④疟疾寒热。⑤湿
热黄疸。

【注意】①不宜久煎。②治疟鲜品捣汁。③脾胃虚
弱，肠滑泄泻者忌用。

白 薇

《神农本草经》

白薇或蔓生白薇的干燥根和根茎。

【饮片特征要点】气微，味微苦。以根细长、心
实、色淡黄者为佳。

【药性】苦、咸，寒。归胃、肝、肾经。

【功效】清热凉血，利尿通淋，解毒疗疮。

【特点】①清热凉血而长于退虚热。②清热利湿，
通淋。

【应用】①阴虚发热，骨蒸劳热，产后血虚发热，
温邪伤营发热。②热淋，血淋。③痈疽肿毒，蛇虫咬
伤，咽喉肿痛。④阴虚外感。

【注意】脾胃虚寒、食少便溏者不宜服用。

地骨皮

《神农本草经》

枸杞或宁夏枸杞的干燥根皮。与枸杞子来源于同
一植物。

【饮片特征要点】气微，味微甘而后苦。以块大、

肉厚、无木心、色黄者为佳。

【药性】甘，寒。归肺、肝、肾经。

【功效】凉血除蒸，清肺降火。

【特点】①善清虚热，除骨蒸，为凉血退热除蒸之佳品。②清泄肺热。

【应用】①阴虚潮热，骨蒸盗汗。②肺热咳嗽。③血热咳血衄血。④内热消渴。

【注意】性寒，外感风寒发热或脾虚便溏者不宜用。

银柴胡

(《本草纲目》)

银柴胡的干燥根。

【饮片特征要点】气微，味甘。以根长、外皮棕黄色、切面黄白色者为佳。

【药性】甘，微寒。归肝、胃经。

【功效】清虚热，除疳热。

【特点】退虚热，味甘不伤阴，宜于小儿疳积的阴虚发热。

【应用】①阴虚发热，骨蒸劳热。②小儿疳积发热。

【注意】外感风寒、血虚无热者不宜使用。

胡黄连

（《新修本草》）

胡黄连的干燥根茎。因有类似黄连的清湿热和解热毒的作用而名，"胡"指传统来源于少数民族地区，尤其是西南、西北地区。

【**饮片特征要点**】气微，味极苦。以根茎粗大、切面灰黑色、味苦者为佳。

【**药性**】苦，寒。归肝、胃、大肠经。

【**功效**】退虚热，除疳热，清湿热。

【**特点**】①善清退阴分伏热而退骨蒸。②清热燥湿，尤善清下焦湿热，功似黄连而力稍逊。

【**应用**】①阴虚发热，骨蒸潮热。②小儿疳积发热。③湿热泻痢，黄疸尿赤，痔疮肿痛。

【**注意**】苦寒，脾胃虚寒者慎用。

第三章　泻下药

1. 概念： 凡能引起腹泻或润滑大肠、促进排便的药物均称为泻下药。

2. 作用及适应证： ①泻下通便→大便不通、肠胃积滞。②清热泻火→实热内盛。③逐水退肿→水肿停饮。

3. 分类： 攻下药、润下药、峻下逐水药。

一、攻下药

特点： ①药物多具苦寒沉降之性，主入大肠经。②均具有较强的泻下通便作用，并能清热泻火。③主治大便秘结，实热积滞等。

大　黄

（《神农本草经》）

掌叶大黄、唐古特大黄或药用大黄的干燥根及根茎。前两种习称北大黄，后一种习称南大黄，主产于四川。生用，或酒炙（酒大黄），酒炖或蒸（熟大黄），炒炭（大黄炭）用。

【饮片特征要点】气清香，味苦而微涩。以切面锦纹明显、气清香、味苦而微涩者为佳。

【药性】苦，寒。归脾、胃、大肠、肝、心包经。

【功效】泻下攻积，清热泻火，凉血解毒，止血，逐瘀通经，利湿退黄。

【特点】①善荡涤肠胃之实热，攻逐肠胃各种积滞。②既清气分之热而泻火解毒，又清血分之热而凉血止血。③活血祛瘀。

【应用】①实热积滞便秘。②血热吐衄，目赤咽肿，牙龈肿痛。③痈肿疔疮，肠痈腹痛。④瘀血经闭，产后瘀阻，跌打损伤。⑤湿热痢疾，黄疸尿赤，淋证，水肿。⑥烧烫伤（大黄粉末用芝麻油调敷在局部）。

【注意】①生大黄泻下力强，入汤剂应后下或泡服；久煎则泻下力减弱；酒大黄善清上焦火热，用于目赤肿痛，齿龈肿痛；熟大黄泻下力缓，泻火解毒，用于火毒疮疡；大黄炭多止血。②易伤胃气，脾胃虚弱者慎用。③孕妇、月经期及哺乳期妇女慎用。

芒 硝

（《名医别录》）

含硫酸钠的天然矿物芒硝经精制而成的结晶体。主含含水硫酸钠。将天然芒硝（朴硝）用热水溶解，滤过，放冷析出结晶，通称"皮硝"。经风化失去结晶水而成白色粉末称为玄明粉或元明粉。古代本草将形如圭角（有棱角锋芒者）而明净的芒硝结晶称为牙硝或马牙硝。芒硝又叫水硝，这是相对于火硝，即硝酸钾而言的。

【饮片特征要点】味咸、微苦。以类白色、透明、呈结晶块状者为佳。

【药性】咸、苦，寒。归胃、大肠经。

【功效】泻下通便，润燥软坚，清火消肿。

【特点】①苦寒又具咸味，故清热泻下之中又能软坚，大便燥结者尤为适宜。②外用又清热消肿。

【应用】①实热积滞，腹满胀痛，大便燥结。②肠痈腹痛。③乳痈，痔疮肿痛，咽痛口疮，目赤肿痛。

【注意】①冲入药汁内或开水溶化后服。②孕妇或哺乳期妇女慎用。③不宜与硫黄、三棱同用。

番泻叶

（《饮片新参》）

狭叶番泻或尖叶番泻的干燥小叶。外来药。

【饮片特征要点】气微弱而特异，味微苦，稍有黏性。以完整、叶形狭尖、色绿者为佳。

【药性】甘、苦，寒。归大肠经。

【功效】泄热行滞，通便，利水。

【特点】①小剂量，泻下通便，清洁肠道，习惯性便秘尤宜，不易引起继发性便秘。②大剂量，清导实热，攻积导滞，刺激性与攻下强度与大黄相当。

【应用】①热结积滞，便秘腹痛。②水肿胀满。

【注意】①后下，或开水泡服。②孕妇及哺乳期、月经期慎用。③剂量过大，可致恶心、呕吐、腹痛等副作用。

芦 荟

(《药性论》)

库拉索芦荟、好望角芦荟或其他同属近缘植物叶的汁液浓缩干燥物。前者习称"老芦荟"，后者习称"新芦荟"。

【饮片特征要点】有特殊臭气，味极苦。以色墨绿、质脆、有光泽、苦味浓者为佳。

【药性】苦，寒。归肝、胃、大肠经。

【功效】泻下通便，清肝泻火，杀虫疗疳。

【特点】①缓泻通便，习惯性便秘尤宜。②又清肝火，除烦热。③外用清热解毒，杀虫止痒。

【应用】①热结便秘。②惊痫抽搐。③小儿疳积。④癣疮。

【注意】①孕妇、哺乳期及脾胃虚弱、食少便溏者慎用。②宜入丸散。

二、润下药

特点：①药物多为植物的种子或种仁，故富含油脂。②以润滑大肠为主要作用。③主治津枯肠燥便秘（年老、产后、热病伤津及失血）。

火麻仁
（《神农本草经》）

大麻的干燥成熟果实。生用或炒用。在张仲景的著作里称为麻子仁。毒品大麻就是这种大麻的花穗、幼果的制成的。

【饮片特征要点】气微，味淡。以种仁色乳白者为佳。

【药性】甘，平。归脾、胃、大肠经。

【功效】润肠通便。

【特点】质润多脂，善润肠。

【应用】血虚津亏，肠燥便秘。

【注意】打碎入煎剂。

郁李仁
（《神农本草经》）

欧李、郁李或长柄扁桃的干燥成熟种子。前两种习称"小李仁"，后一种习称"大李仁"。生用，用时捣碎。

【饮片特征要点】气微，味微苦。以粒饱满、色黄白、不泛油者为佳。

【药性】辛、苦、甘，平。归脾、大肠、小肠经。

【功效】润肠通便，下气利水。

【特点】作用类似火麻仁，兼能利水。

【应用】①津枯肠燥，食积气滞，腹胀便秘。②水肿，脚气浮肿，小便不利。

【注意】孕妇慎用。

松子仁

(《开宝本草》)

红松等的种仁。

【饮片特征要点】气微，味甘甜。以色白、粒饱满、富油质者为佳。

【药性】甘，温。归大肠、肺经。

【功效】润肠通便，润肺止咳。

【特点】润肠燥，又润肺止咳。

【应用】①肠燥便秘。②肺燥干咳。

【注意】脾虚便溏、痰湿壅盛者不宜使用。

三、峻下逐水药

特点：①药物大多苦寒有毒，泻下之力峻猛，药后引起剧烈腹泻，使体内潴留之水液从大便排出，部分药还兼有利尿作用。②主治水肿、臌胀、胸胁停饮等。③本类药物有毒力峻，故孕妇忌用；正虚者需保护正气；注意炮制、剂量、用法等。

甘　遂

(《神农本草经》)

甘遂的干燥块根。生用或醋炙用。

【饮片特征要点】气微，味微甘而辣。以肥大、色白、粉性足者为佳。

【药性】苦，寒；有毒。归肺、肾、大肠经。

【功效】泻水逐饮，消肿散结。

【特点】苦寒性降，泻下逐饮力峻。

【应用】①水肿胀满，胸腹积水，痰饮积聚，气逆咳喘，二便不利。②风痰癫痫。③痈肿疮毒。

【注意】①入丸散，每次 0.5～1.5g。内服醋炙用，以减低毒性。外用适量，生用。②虚弱者及孕妇忌用。③反甘草。

京大戟

(《神农本草经》)

大戟的干燥根。生用或醋炙用。

【饮片特征要点】气微，味微苦涩。以切面白色者为佳。

【药性】苦，寒；有毒。归肺、脾、肾经。

【功效】泻水逐饮，消肿散结。

【特点】泻水逐饮作用类似甘遂而力稍逊。

【应用】①水肿胀满，胸腹积水，痰饮积聚，气逆咳喘，二便不利。②痈肿疮毒，瘰疬痰核。

【注意】①煎服，1.5～3g；入丸散，每次1g。内服醋炙用，以减低毒性。外用适量，生用。②虚弱者及孕妇忌用。③反甘草。

芫　花

《神农本草经》

芫花的干燥花蕾。生用或醋炙用。

【饮片特征要点】气微，味甘、微辛。以花蕾多而整齐、色淡紫者为佳。

【药性】苦、辛，温；有毒。归肺、脾、肾经。

【功效】泻水逐饮，祛痰止咳；外用杀虫疗疮。

【特点】泻水逐饮之力小于大戟，兼有祛痰止咳之效。

【应用】①水肿胀满，胸腹积水，痰饮积聚，气逆咳喘，二便不利。②疥癣秃疮，痈肿，冻疮。

【注意】①煎服，1.5～3g；入散剂，每次0.6g。内服醋炙用，以减低毒性。外用适量，生用。②虚弱者及孕妇忌用。③反甘草。

商　陆

（《神农本草经》）

商陆或垂序商陆的干燥根。生用或醋炙用。民间叫作见肿消。

【饮片特征要点】气微，味稍甜，久嚼麻舌。以片大、色黄白、有罗盘纹者为佳。

【药性】苦，寒；有毒。归肺、脾、肾、大肠经。

【功效】逐水消肿，通利二便；外用解毒散结。

【特点】①通利二便排出体内水湿，利尿作用最好。②外用消痈肿。

【应用】①水肿胀满，二便不利。②痈肿疮毒。

【注意】孕妇禁用。

牵牛子

（《名医别录》）

裂叶牵牛或圆叶牵牛的干燥成熟种子。其种皮如果是黑色的，称为黑牵牛子；种皮颜色近白色的，称为白牵牛子。生用或炒用，用时捣碎。

【饮片特征要点】气微，味辛、苦，有麻感。以粒大、饱满者为佳。

【药性】苦，寒；有毒。归肺、肾、大肠经。

【功效】泻水通便，消痰涤饮，杀虫攻积。

【特点】①通利二便以排泄水湿，作用弱于商陆。

②驱虫，并借泻下作用排除虫体。

【应用】①水肿胀满，二便不通。②痰饮积聚，气逆喘咳。③虫积腹痛。

【注意】①孕妇禁用。②不宜与巴豆、巴豆霜同用。

巴豆霜

（《神农本草经》）

巴豆的炮制加工品。

【饮片特征要点】气微，味辛辣。以粒度均匀、疏松、色淡黄粉末者为佳。

【药性】辛，热；有大毒。归胃、大肠经。

【功效】峻下冷积，逐水退肿，豁痰利咽，外用蚀疮。

【特点】①巴豆霜性热，峻下冷积。②制霜力稍缓，且峻药轻投，可治小儿乳食停积。③祛痰利咽急救药，排出痰浊，避免窒息。④外用蚀疮，利于痈脓排出及疮痈愈合。

【应用】①寒积便秘。②小儿乳食停积。③腹水臌胀，二便不通。④喉风，喉痹。⑤痈肿脓成未溃，疥癣恶疮，疣痣。

【注意】① 0.1 ～ 0.3g，多入丸散。外用适量。②孕妇及虚弱者禁用。③不宜与牵牛子同用。

千金子

(《蜀本草》)

续随子的干燥成熟种子。生用或制霜用。

【饮片特征要点】气微，味辛。以色白或淡黄、富油质者为佳。

【药性】辛，温；有毒。归肝、肾、大肠经。

【功效】泻下逐水，破血消癥；外用疗癣蚀疣。

【特点】其性峻猛，能通二便而逐水消肿。

【应用】①二便不通，水肿，痰饮，积滞胀满。②血瘀经闭，癥瘕。③顽癣，赘疣。

【注意】①生千金子，1～2g，去壳，去油用，多入丸散服；外用适量，捣烂敷患处。千金子霜0.5～1g，多入丸散服；外用适量。②孕妇及虚热者禁用。

第四章　祛风湿药

1. 概念： 凡以祛除风寒湿邪，解除痹痛为主要作用的药物均称为祛风湿药。

2. 作用及适应证： ①祛风散寒除湿止痛→风寒湿痹痛。②祛风湿清热→风湿热痹。③祛风湿强筋骨→久痹肝肾虚损或痹证兼有肝肾不足者。

3. 分类： ①祛风湿散寒药。②祛风湿清热药。③祛风湿强筋骨药。

一、祛风湿散寒药

特点： 药物多辛苦温，能祛风除湿、散寒止痛、舒筋活络，适用于风寒湿痹痛。

独　活

（《神农本草经》）

重齿毛当归的干燥根。生用。

【饮片特征要点】有特异香气，味苦、辛，微麻舌。以根条粗肥，香气浓郁者为佳。

【药性】辛、苦，微温。归肾、膀胱经。

【功效】祛风除湿，通痹止痛，解表。

【特点】祛风寒湿邪，善祛伏风，治下半身痹痛。

【应用】①风寒湿痹，腰膝疼痛。②风寒夹湿头痛。③少阴伏风头痛。④皮肤瘙痒。

威灵仙

（《新修本草》）

威灵仙、棉团铁线莲或东北铁线莲的干燥根及根茎。生用。

【饮片特征要点】威灵仙气微，味淡；棉团铁线莲味咸；东北铁线莲味辛辣。以条匀、皮黑、肉白、坚实者为佳。

【药性】辛、咸，温。归膀胱经。

【功效】祛风湿，通经络，止痛，消骨鲠。

【特点】①善走窜，祛风湿通经络，而止痹痛。治风湿痹痛，尤以行痹为佳。②味咸能软坚，而消骨鲠。

【应用】①风湿痹痛，肢体麻木，筋脉拘挛，屈伸不利。②骨鲠咽喉。③跌打伤痛。

【注意】①治骨鲠用 30 ～ 50g，与砂糖、醋煎后慢慢咽下。②气血虚弱者慎服。

徐长卿

(《神农本草经》)

徐长卿的干燥根或根茎。

【饮片特征要点】气香，味微辛凉。以香气浓者为佳。

【药性】辛，温。归肝、胃经。

【功效】祛风除湿，止痛，止痒。

【特点】①祛风除湿，又通络止痛。②止痛作用强，用于各种疼痛。

【应用】①风湿痹痛。②胃痛胀满，牙痛，腰痛，跌扑伤痛，痛经。③风疹，湿疹。

【注意】①孕妇慎用。②煎药宜后下。

川 乌

(《神农本草经》)

乌头的干燥母根。生用或制后用。

【饮片特征要点】气微，味辛辣、麻舌。以饱满、质坚实、断面白色、无空心者为佳。

【药性】辛、苦，热。归心、肝、肾、脾经。生川乌有大毒，制川乌有毒。

【功效】祛风除湿，温经止痛。

【特点】善于驱逐寒湿，温经止痛，为治寒湿痹痛及诸寒疼痛的佳品。

【应用】①风寒湿痹，关节疼痛。②心腹冷痛，寒疝作痛。③跌扑伤痛，麻醉止痛。

【注意】①入汤剂应先煎 0.5 ～ 1 小时，生品不做内服。②孕妇忌用。③反半夏、瓜蒌（瓜蒌皮、瓜蒌子、天花粉）、贝母（川贝母、浙贝母、平贝母、伊贝母、湖北贝母）、白及、白蔹。

蕲 蛇

（《雷公炮炙论》）

五步蛇的干燥体。生用、酒炙，或黄酒闷透，除去皮骨用。

【饮片特征要点】气腥，味微咸。以头尾齐全、条大、花纹斑块明显、内壁洁净者为佳。

【药性】甘、咸，温；有毒。归肝经。

【功效】祛风，通络，止痉。

【特点】能搜风透骨、舒筋活络而善治风湿顽痹。

【应用】①风湿顽痹，麻木拘挛。②中风口眼㖞斜，半身不遂。③小儿急慢惊风，破伤风，抽搐痉挛。④麻风，疥癣。⑤瘰疬、梅毒、恶疮。

【注意】血虚生风者慎用。

乌梢蛇

（《药性论》）

乌梢蛇的干燥体。生用、酒炙，或黄酒闷透，除去皮骨用。

【饮片特征要点】气腥、味淡。以头尾齐全，皮黑肉黄，质地坚实为佳。

【药性】甘，平。归肝经。

【功效】祛风，通络，止痉。

【特点】①性走窜，能搜风邪，利关节，通经络，尤宜风湿顽痹，日久不愈者。②较蕲蛇作用缓和，无毒，用量需加大。

【应用】①风湿顽痹，麻木痉挛。②中风口眼㖞斜，半身不遂。③小儿惊风，破伤风，痉挛抽搐。④麻风，疥癣。⑤瘰疬，恶疮。

【注意】血虚生风者慎用。

木 瓜

（《名医别录》）

贴梗海棠的干燥近成熟果实。安徽宣城产者称"宣木瓜"，质量较好。同属植物榠楂的果实作木瓜用，称光皮木瓜。此外，毛叶木瓜、西藏木瓜在某些地区也作木瓜使用。生用。

【饮片特征要点】气微清香，味酸。以个大、皮皱、紫红色者为佳。

【药性】酸，温。归肝、脾经。

【功效】舒筋活络，和胃化湿。

【特点】①舒筋活络，祛湿除痹，是治痹证筋脉拘挛之要药。②芳香入脾而化湿浊。

【应用】①湿痹拘挛，腰膝关节酸重疼痛。②脚气浮肿。③暑湿吐泻，转筋挛痛（腓肠肌拘挛）。④消化不良，津伤口渴。

【注意】胃酸过多者不宜服用。

蚕　沙

（《名医别录》）

家蚕的干燥粪便。

【饮片特征要点】气微，味淡。以干燥、色黑、坚实、均匀、无杂质者为佳。

【药性】甘、辛，温。归肝、脾、胃经。

【功效】祛风除湿，和胃化湿。

【特点】类似木瓜，作用缓和，可用于各种痹证。

【应用】①风湿痹证。②吐泻转筋。③风疹、湿疹瘙痒。

【注意】包煎。

伸筋草

（《本草拾遗》）

石松的干燥全草。华中石松、灯笼草亦作伸筋草使用。

【饮片特征要点】气微，味淡。以茎长、黄绿色者为佳。

【药性】微苦、辛，温。归肝、脾、肾经。

【功效】祛风除湿，舒筋活络。

【特点】能祛风湿，尤善通经络。

【应用】①风寒湿痹，关节酸痛，屈伸不利。②跌打损伤。

【注意】孕妇慎用。

油松节

《名医别录》

油松或马尾松的干燥瘤状节或分枝节。

【饮片特征要点】有松节油香气，味微苦辛。以体大、色红棕、油性足者为佳。

【药性】苦、辛，温。归肝、肾经。

【功效】祛风除湿，通络止痛。

【特点】散寒，舒筋活络而止痛，尤宜寒湿偏盛之风湿痹证。

【应用】①风寒湿痹，历节风痛，转筋挛急。②跌打伤痛。

【注意】阴虚血燥者慎服。

海风藤

《《本草再新》》

风藤的干燥藤茎。

【饮片特征要点】气香，味微苦、辛。以茎条粗壮、均匀、气香者为佳。

【药性】辛、苦，微温。归肝经。

【功效】祛风湿，通经络，止痹痛。

【特点】通经络，止痹痛，为治筋脉拘挛，风寒湿痹的常用药。

【应用】①风寒湿痹，肢节疼痛，筋脉拘挛，屈伸不利。②跌打损伤。

青风藤

《《本草纲目》》

青藤及毛青藤的干燥根茎。

【饮片特征要点】气微，味苦。以外皮色绿褐、切面放射状纹理明显者为佳。

【药性】苦、辛，平。归肝、脾经。

【功效】祛风湿，通经络，利小便。

【特点】祛风湿，通经络作用较强。

【应用】①风湿痹痛，关节肿胀，麻木不仁，皮肤瘙痒。②水肿，脚气肿痛。

第四章　祛风湿药

丁公藤

《中国药典》

丁公藤或光叶丁公藤的干燥藤茎。

【饮片特征要点】气微，味淡。以切面异形维管束呈花朵状者为佳。

【药性】辛，温；有小毒。归肝、脾、胃经。

【功效】祛风除湿，消肿止痛。

【特点】具有良好的消肿止痛之功。

【应用】①风湿痹痛，半身不遂。②跌扑肿痛。

【注意】有强烈的发汗作用，虚弱者慎用，孕妇禁用。

昆明山海棠

《滇南本草》

昆明山海棠的干燥根。

【饮片特征要点】气微，味涩、苦。以断面皮部棕灰色或淡黄棕色，木部淡棕色或淡黄白色为佳。

【药性】苦、辛，微温；有大毒。归肝、脾、肾经。

【功效】祛风除湿，活血止痛，续筋接骨。

【特点】①善于祛风湿，通经络而止痛，为治风寒湿痹日久的良药。②善于活血通经，消肿止痛而治跌打损伤。

【应用】①风湿痹证。②跌打损伤，骨折。

【注意】①宜先煎，或酒浸服。②不宜过量或久服。③体弱者不宜使用，孕妇禁用，小儿及育龄期妇女慎用。

路路通

(《本草纲目拾遗》)

枫香树的干燥成熟果序。

【饮片特征要点】气微，味淡。以色黄、个大者为佳。

【药性】苦，平。归肝、肾经。

【功效】祛风活络，利水，通经。

【特点】①善于舒筋络，通经脉。②可疏肝气，通经下乳。

【应用】①风湿痹痛，麻木拘挛，中风半身不遂。②水肿胀满。③跌打损伤。④经行不畅，经闭。⑤乳少，乳汁不畅。⑥风疹瘙痒。

【注意】月经过多者不宜用，孕妇慎用。

穿山龙

(《东北药用植物志》)

穿山薯蓣的干燥根茎。

【饮片特征要点】气微，味苦涩。以根茎粗长、土黄色、质坚硬者为佳。

【药性】甘、苦，温。归肝、肾、肺经。

【功效】祛风除湿，舒筋通络，活血止痛，止咳平喘。

【特点】能祛风湿，功擅活血通经。

【应用】①风湿痹痛，关节肿胀，疼痛麻木。②跌扑损伤，闪腰岔气。③咳嗽气喘。

【注意】粉碎时，注意防护，以免发生过敏反应。

二、祛风湿清热药

特点：药物多辛苦寒，能祛风湿、清热、通络止痛，适宜风湿热痹、关节红肿热痛者。

秦　艽

《神农本草经》

秦艽、麻花秦艽、粗茎秦艽或小秦艽的干燥根。前三种按性状不同分别习称"秦艽"和"麻花艽"，后一种习称"小秦艽"。生用。

【饮片特征要点】气特异，味苦、微涩。以色棕黄、气味浓厚者为佳。

【药性】辛、苦，平。归胃、肝、胆经。

【功效】祛风湿，清湿热，舒筋络，止痹痛，退虚热。

【特点】祛风湿又舒筋络而治风湿痹痛，因其性寒清热以治热痹为宜。

【应用】①风湿痹证，筋脉拘挛，骨节酸痛。②中风半身不遂。③湿热黄疸。④骨蒸潮热，小儿疳积发热。

防 己

(《神农本草经》)

粉防己的干燥根。生用。习称"汉防己"。另外，马兜铃科植物广防己的根称为"广防己"或"木防己"。过去通称为"防己"，二者常常混用，并有"木防己长于祛风止痛，汉防己长于利水消肿"之说。但由于广防己含有马兜铃酸，具有肾毒性，为保证用药安全，国家已于2004年发布文件停用"广防己"药用标准，以"粉防己"代之。

【饮片特征要点】气微，味苦。以粉性足、纤维少者为佳。

【药性】苦，寒。归膀胱、肺经。

【功效】祛风湿，止痛，利水消肿。

【特点】善祛风湿又利水，性寒而善治热痹。

【应用】①风湿痹痛。②水肿，脚气肿痛，小便不利。③湿疹疮毒。

【注意】①胃纳不佳及阴虚体弱者慎服。②本品有降血压作用，可用于高血压病。

桑　枝

（《本草图经》）

桑的干燥嫩枝。生用或炒黄用。

【饮片特征要点】气微，味淡。以质嫩、断面黄白色者为佳。

【药性】微苦，平。归肝经。

【功效】祛风湿，利关节。

【特点】善祛风通络而利关节，治上肢痹痛。

【应用】风湿痹证，肩臂、关节酸痛麻木。

豨莶草

（《新修本草》）

豨莶、腺梗豨莶或毛梗豨莶的干燥地上部分。豨是猪的意思，莶是气味，豨莶草新鲜的时候有类似猪身上的不良气味，因此而得此名。生用或酒蒸制用。

【饮片特征要点】气微，味微苦。以叶多、质嫩、色灰绿者为佳。

【药性】辛、苦，寒。归肝、肾经。

【功效】祛风湿，利关节，解毒。

【特点】既祛风湿又通经络，善治热痹。

【应用】①风湿痹痛，筋骨无力，腰膝酸软，四肢麻木。②中风半身不遂。③风疹，湿疹，痈肿疮毒。

另外，本品有降血压作用，可用于高血压病。

【注意】治风湿痹痛、半身不遂宜制用，治风疹湿疮、痈肿疮毒宜生用。

臭梧桐

《本草图经》

海州常山的干燥嫩枝和叶。

【饮片特征要点】有特异臭气，味苦而涩。以色绿者为佳。

【药性】辛、苦、甘，凉。归肝经。

【功效】祛风湿，通经络，平肝。

【特点】与豨莶草作用相似，两者相须相使。

【应用】①风湿痹痛。②中风半身不遂。③风疹，湿疮。④肝阳上亢，头痛眩晕。

【注意】用于高血压病，不宜久煎。

海桐皮

《海药本草》

刺桐或乔木刺桐的树皮。

【饮片特征要点】气微香，味微苦。以钉刺多者为佳。

【药性】苦、辛，平。归肝经。

【功效】祛风湿，通络止痛，杀虫止痒。

【特点】善通络止痛，宜下肢关节痹痛。

第四章　祛风湿药

【应用】①风湿痹证。②疥癣，湿疹。

络石藤

（《神农本草经》）

络石的干燥带叶藤茎。

【饮片特征要点】气微，味微苦。以叶多、色绿者为佳。

【药性】苦，微寒。归心、肝、肾经。

【功效】祛风通络，凉血消肿。

【特点】善于祛风通络，性微寒，尤宜风湿热痹，筋脉拘挛者。

【应用】①风湿热痹，筋脉拘挛，腰膝酸痛。②喉痹，痈肿。③跌扑损伤。

雷公藤

（《本草纲目拾遗》）

雷公藤的干燥根或根的木质部。同属植物东北雷公藤根的木质部在东北地区亦作雷公藤入药。

【饮片特征要点】气微、特异，味苦微辛。以块大、断面红棕色者为佳。

【药性】苦、辛，寒；有大毒。归肝、肾经。

【功效】祛风除湿，活血通络，消肿止痛，杀虫解毒。

【特点】较强祛风湿，活血通络之功，为治风湿顽痹要药，且有消肿止痛作用。

【应用】①风湿顽痹。②麻风病，顽癣，湿疹，疥疮。

【注意】①有大毒，内服宜慎用，1～3g，先煎。外敷不可超过半小时，否则起泡。②凡有心、肝、肾器质性病变及白细胞减少者慎用。孕妇禁服。

老鹳草

（《救荒本草》）

牻牛儿苗、老鹳草或野老鹳草的干燥地上部分。前者习称"长嘴老鹳草"，后两者习称"短嘴老鹳草"。

【饮片特征要点】气微，味淡。以色灰绿、叶多、果实多者为佳。

【药性】辛、苦，平。归肝、肾、脾经。

【功效】祛风湿，通经络，止泻痢，清热解毒。

【特点】①有较好的祛风湿，通经络作用。②可清热解毒而止泻痢。

【应用】①风湿痹痛，麻木拘挛，筋骨酸痛。②泄泻痢疾。③疮疡。

丝瓜络

（《本草纲目》）

丝瓜的干燥成熟果实的维管束。

【饮片特征要点】气微，味淡。以筋络细、坚韧、色淡黄白者为佳。

【药性】甘，平。归肺、胃、肝经。

【功效】祛风，通络，活血，下乳。

【特点】①祛风通络，但药力平和。②善通乳络。

【应用】①风湿痹痛，筋脉拘挛。②胸胁胀痛。③乳汁不通，乳痈肿痛。④跌打损伤，胸痹。

三、祛风湿强筋骨药

特点： 药物多苦甘温，入肝肾经，故具有祛风湿、补肝肾、强筋骨作用，适宜痹证日久累及肝肾或痹证兼有肝肾不足者。

五加皮

（《神农本草经》）

细柱五加的干燥根皮。又名南五加皮。因其掌状复叶一般由五片小叶组成，即古代所说的"五叶交加"，故有五加之名。

【饮片特征要点】气微香，味微辣而苦。以皮厚、气香、色淡黄棕者为佳。

【药性】辛、苦，温。归肝、肾经。

【功效】祛风除湿，补益肝肾，强筋壮骨，利水消肿。

【特点】祛风湿，补肝肾，强筋骨。

【应用】①风湿痹痛。②筋骨痿软，小儿行迟，体虚乏力。③水肿，脚气肿痛。

桑寄生

（《神农本草经》）

桑寄生的干燥带叶茎枝。

【饮片特征要点】气微，味涩。以枝细、质嫩、叶多者为佳。

【药性】苦、甘，平。归肝、肾经。

【功效】祛风湿，补肝肾，强筋骨，安胎元。

【特点】①祛风湿又补肝肾，强筋骨。②补肝肾安胎。

【应用】①风湿痹痛，腰膝酸软，筋骨无力。②崩漏经多，妊娠漏血，胎动不安。③头晕目眩。

【注意】古代所用的桑寄生来源于桑寄生科不同属的数种植物，除钝果寄生属、梨果寄生属外，还包括槲寄生属植物。槲寄生为桑寄生科植物槲寄生的干燥带叶茎枝，其性能、功效与应用均与桑寄生相似，过去作桑寄生应用，《中国药典》已将其单独收载。

狗 脊

（《神农本草经》）

金毛狗脊的干燥根茎。生用或砂烫用。

【饮片特征要点】无臭，味淡、微涩。以片厚薄均匀、坚实、无毛者为佳。

【药性】苦、甘，温。归肝、肾经。

【功效】祛风湿，补肝肾，强腰膝。

【特点】①祛风湿，补肝肾强腰膝，适宜风寒湿之腰痛脊强，不能俯仰者。②带有一定收涩性，温阳气，固肾气。

【应用】①风湿痹痛。②腰膝酸软，下肢无力。③肾虚不固，遗尿尿频，带下清稀。

另外，其绒毛又有止血作用，外敷可用于金疮出血。

【注意】肾虚有热，小便不利或短涩黄赤者慎服。

千年健

(《本草纲目拾遗》)

千年健的干燥根茎。

【饮片特征要点】气香，味辛、微苦。以切面红棕色、香气浓者为佳。

【药性】苦、辛，温。归肝、肾经。

【功效】祛风湿，强筋骨。

【特点】祛风湿，强筋骨，适用于老年人。

【应用】风寒湿痹，腰膝冷痛，拘挛麻木，筋骨痿软。

【注意】阴虚内热证慎服。

雪莲花

（《本草纲目拾遗》）

绵头雪莲花、鼠曲雪莲花、水母雪莲花等的带花全株。

【饮片特征要点】气淡，味微苦、涩。以叶多者为佳。

【药性】甘、微苦，温。归肝、肾经。

【功效】祛风湿，强筋骨，补肾阳，调冲任。

【特点】①补肝肾，强筋骨，适宜寒湿偏盛或风湿日久者。②补肾阳，调冲任。

【应用】①风湿痹证。②肾虚阳痿。③月经不调，经闭痛经，崩漏带下。

【注意】孕妇慎用。

第四章　祛风湿药

第五章 化湿药

1. 概念： 凡气味芳香、性偏温燥，具有化湿运脾作用的药物均称为化湿药。

2. 作用及适应证： 化湿醒脾、燥湿健脾→湿阻中焦之脘腹痞满、呕吐泛酸、便溏食少、舌苔白腻等。

广藿香

（《名医别录》）

广藿香的干燥地上部分。

【**饮片特征要点**】气香特异，味微苦。以叶多、香气浓者为佳。

【**药性**】辛，微温。归脾、胃、肺经。

【**功效**】芳香化浊，和中止呕，发表解暑。

【**特点**】①外散风寒，内化暑湿，为芳香化湿浊之要药。②化湿行气，和中止呕，可治多种呕吐，尤以治湿浊中阻之呕吐为最优。

【**应用**】①湿浊中阻，脘腹痞闷。②呕吐。③暑湿表证，湿温初起，发热倦怠，胸闷不舒；寒湿闭暑，腹痛吐泻。

【注意】20世纪40年代从南亚地区引种到我国广东等地的藿香，称为广藿香，历史上用的藿香，改称土藿香。

佩　兰

（《神农本草经》）

佩兰的干燥地上部分。该药在古代只称"兰"，因为当时妇女喜欢把它的叶或者花佩在胸前，所以加"佩"字在前。

【饮片特征要点】气芳香，味微苦。以叶多、色绿、质嫩、香气浓者为佳。

【药性】辛，平。归脾、胃、肺经。

【功效】芳香化湿，醒脾开胃，发表解暑。

【特点】气味芳香，药性平和，以化湿醒脾效佳，为治脾瘅要药。

【应用】①湿浊中阻，脘痞呕恶。②脾经湿热，口中甜腻，口臭，多涎。③暑湿表证，湿温初起，发热倦怠，胸闷不舒。

苍　术

（《神农本草经》）

茅苍术或北苍术的干燥根茎。以产于江苏茅山一带者质量最好，故名茅苍术。术切片后很快出现白霜一样的物质，所以又称霜苍术。生用或麸炒用。

【饮片特征要点】茅苍术气香特异，味微甘、辛、苦；北苍术香气较淡，味辛、苦。以切面朱砂点多、香气浓者为佳。

【药性】辛、苦，温。归脾、胃、肝经。

【功效】燥湿健脾，祛风散寒，明目。

【特点】芳香燥烈，有较强的燥湿健脾作用。

【应用】①湿阻中焦，脘腹胀满，泄泻，水肿。②风湿痹痛，脚气痿躄。③风寒感冒。④夜盲，眼目昏涩。

厚 朴
(《神农本草经》)

厚朴或凹叶厚朴的干燥干皮、根皮及枝皮。生用或姜汁炙用。

【饮片特征要点】气香，味辛辣、微苦。以皮厚、油性足、断面紫棕色、有小亮星、气味浓厚者为佳。

【药性】苦、辛，温。归脾、胃、肺、大肠经。

【功效】燥湿，行气，消积，消痰平喘。

【特点】①行气燥湿以治湿满，消积导滞以治食满，为除胀满之要药。②入肺经，降肺气止喘咳。

【应用】①湿滞伤中，脘痞吐泻。②食积气滞，腹胀便秘。③痰饮喘咳。④七情郁结，痰气互阻，咽中如有物阻，咽之不下，吐之不出的梅核气证。

【注意】本品辛苦温燥，易耗气伤津，故气虚津亏者及孕妇慎用。

砂 仁

《药性论》

阳春砂、绿壳砂或海南砂的干燥成熟果实。打碎生用。

【饮片特征要点】阳春砂、绿壳砂气芳香而浓烈，味辛凉、微苦；海南砂气味稍淡。以色棕褐、仁饱满、气味浓者为佳。

【药性】辛，温。归脾、胃、肾经。

【功效】化湿开胃，温中止泻，理气安胎。

【特点】①辛散温通，气味芳香，其化湿醒脾开胃，行气温中之效均佳。②善于温中暖胃以达止呕止泻之功，其重在温脾。③理气安胎。

【应用】①湿浊中阻，脾胃气滞，脘痞不饥。②脾胃虚寒，呕吐泄泻。③妊娠恶阻，胎动不安。

【注意】①入汤剂宜后下。②阴虚血燥者慎用。

豆 蔻

《名医别录》

白豆蔻或爪哇白豆蔻的干燥成熟果实。又名白豆蔻。按产地不同分为"原豆蔻"和"印尼白蔻"。捣碎生用。

【饮片特征要点】原豆蔻气芳香，味辛凉略似樟脑；印尼白蔻气味较弱。以个大、饱满、果壳完整、气味浓者为佳。

【药性】辛，温。归肺、脾、胃经。

【功效】化湿行气，温中止呕，开胃消食。

【特点】化湿行气温中，偏治中上焦能止呕，尤以胃寒呕吐最为宜。

【应用】①湿浊中阻，脾胃气滞，不思饮食，胸腹胀痛，食积不消。②湿温初起，胸闷不饥。③寒湿呕逆。

【注意】①入汤剂宜后下。②阴虚血燥者慎用。

草豆蔻

(《雷公炮炙论》)

草豆蔻的干燥近成熟种子。古代文献中的豆蔻指的是草豆蔻。捣碎生用。

【饮片特征要点】气香，味辛、微苦。以个大、饱满、气味浓者为佳。

【药性】辛，温。归脾、胃经。

【功效】燥湿行气，温中止呕。

【特点】温燥性强于白豆蔻和砂仁，尤宜寒湿阻滞中焦。

【应用】①寒湿内阻，脾胃气滞，脘腹胀满冷痛，不思饮食。②嗳气呕逆。

【注意】阴虚血燥者慎用。

草　果

(《饮膳正要》)

草果的干燥成熟果实。清炒去壳取仁用，或姜汁炙用，用时捣碎。

【饮片特征要点】有特异香气，味辛，微苦。以个大、饱满、色红棕、气味浓者为佳。

【药性】辛，温。归脾、胃经。

【功效】燥湿温中，截疟除痰。

【特点】辛温燥烈，气浓味厚，其燥湿温中之力皆强。

【应用】①寒湿内阻，脘腹胀痛，痞满呕吐。②疟疾寒热，瘟疫发热。

【注意】阴虚血燥者慎用。

第六章 利水渗湿药

1. 概念： 凡能通利水道、渗泄水湿，以治疗水湿内停病证为主要作用的药物称利水渗湿药。

2. 作用及适应证： ①利水消肿→水肿、小便不利。②利尿通淋→淋证。③利湿退黄→黄疸、湿疮、泄泻、带下、湿温、湿痹等。

3. 分类： 利水消肿药、利尿通淋药、利湿退黄药。

一、利水消肿药

特点： 本类药物多甘淡平或微寒，淡能渗湿，偏于利水渗湿，使尿量增多，小便通畅。主治水湿内停之水肿、小便不利等证。

茯 苓

(《神农本草经》)

真菌茯苓的干燥菌核。茯苓寄生在腐朽的松树根上。古人认为是松的灵气伏结在根部而成，所以称伏灵，后改作茯苓。又名云苓。茯苓切开后，颜色偏白的叫白茯苓；带一点淡淡红色的叫赤茯苓。

【饮片特征要点】气微，味淡。以切面白色细腻、黏牙力强者为佳。

【药性】甘、淡，平。归心、肺、脾、肾经。

【功效】利水渗湿，健脾，宁心安神。

【特点】味甘淡平，既利水渗湿又健脾运湿，为补利兼优之品。

【应用】①水肿尿少。②痰饮眩悸。③脾虚食少，便溏泄泻。④心神不安，惊悸失眠。

薏苡仁

（《神农本草经》）

薏苡的干燥成熟种仁。又叫薏米、苡米。生用或炒用。

【饮片特征要点】气微，味微甜。以粒大、饱满、色白者为佳。

【药性】甘、淡，凉。归脾、胃、肺经。

【功效】利水渗湿，健脾止泻，除痹，排脓，解毒散结。

【特点】①利湿又健脾，但作用弱于茯苓。②除痹舒筋，性寒，宜热痹。③清肺、大肠之热毒，善排脓。

【应用】①水肿，脚气浮肿，小便不利。②脾虚泄泻。③湿痹拘挛。④肺痈、肠痈。⑤赘疣，癌肿。

【注意】①清利湿热宜生用，健脾止泻宜炒用。

②性质滑利，孕妇慎用。

猪 苓

（《神农本草经》）

真菌猪苓的干燥菌核。又名粉猪苓。该药形似猪的大便，呈不规则团块状，表面皱缩，黑色，故称猪屎苓。

【**饮片特征要点**】气微，味淡。以外皮色黑、切面色白者为佳。

【**药性**】甘、淡，平。归肾、膀胱经。

【**功效**】利水渗湿。

【**特点**】利湿作用强，只利不补。

【**应用**】水肿，小便不利，泄泻，淋浊，带下。

【**注意**】无水湿者忌用。

泽 泻

（《神农本草经》）

东方泽泻或泽泻的干燥块茎（水生植物）。生用或盐水炙用。

【**饮片特征要点**】气微，味微苦。以切面色黄白、粉性足者为佳。

【**药性**】甘、淡，寒。归肾、膀胱经。

【**功效**】利水渗湿，泄热，化浊降脂。

【特点】①利湿又能泄热，善清下焦湿热。②化浊降脂可轻身。

【应用】①水肿胀满，小便不利，泄泻尿少，痰饮眩晕。②热淋涩痛，遗精。③高脂血症。

冬瓜皮

（《开宝本草》）

冬瓜的干燥外层果皮。

【饮片特征要点】气微，味淡。以片薄、色灰者为佳。

【药性】甘，凉。归脾、小肠经。

【功效】利尿消肿，清热解暑。

【特点】药性平和，善于利水消肿。

【应用】①水肿胀满，小便不利。②暑热口渴，小便短赤。

玉米须

（《滇南本草》）

玉蜀黍的花柱和柱头。鲜用或晒干生用。

【饮片特征要点】气无，味淡。以柔软、有光泽者为佳。

【药性】甘、淡，平。归膀胱、肝、胆经。

【功效】利水消肿，利湿退黄。

【特点】利湿消肿，又可退黄。

【应用】①水肿。②黄疸。

葫 芦

(《日华子本草》)

瓢瓜的干燥果皮。

【饮片特征要点】气微，味微甜。以松软、体轻者为佳。

【药性】甘、淡，平。归肺、肾经。

【功效】利水消肿，通淋。

【特点】功专利水消肿。

【应用】①水肿胀满。②淋证。

香加皮

(《中药志》)

杠柳的干燥根皮。又名北五加皮。

【饮片特征要点】有特异香气，味苦。以皮厚、色灰棕、香味浓者为佳。

【药性】辛、苦，温；有毒。归肝、肾、心经。

【功效】利水消肿，祛风湿，强筋骨。

【特点】似南五加皮有祛风湿、强筋骨之效，但香加皮利尿消肿作用突出。

【应用】①下肢浮肿，心悸气短。②风寒湿痹，腰膝酸软。

【注意】有毒，不宜长期或过量服用。

枳椇子

(《新修本草》)

枳椇的干燥成熟种子。

【饮片特征要点】气微弱，味苦而涩。以粒大、饱满、色棕红者为佳。

【药性】甘，平。归胃经。

【功效】利水消肿，解酒毒。

【特点】善解酒毒。

【应用】①水肿。②醉酒。

二、利尿通淋药

特点：性味多苦寒或甘淡而寒，苦能降泄，寒能清热，淡能渗湿，故长于利尿通淋。主治热淋、血淋、石淋及膏淋等证。

车前子

(《神农本草经》)

车前或平车前的干燥成熟种子。生用或盐水炙用。

【饮片特征要点】气微，味淡。以粒大、饱满、色黑者为佳。

【药性】甘，寒。归肝、肾、肺、小肠经。

【功效】清热利尿通淋，渗湿止泻，明目，祛痰。

【特点】①性寒清热、利尿通淋。②利湿，分清别浊而止泻。③善清肝肺之热。

【应用】①热淋涩痛，水肿胀满。②暑湿泄泻。③目赤肿痛，目暗昏花。④痰热咳嗽。

【注意】①入汤剂宜包煎。②孕妇及肾虚精滑者慎用。

滑 石

(《神农本草经》)

硅酸盐类矿物滑石族滑石，主含含水硅酸镁。研粉或水飞用。

【饮片特征要点】气微，味淡。以色白、滑润者为佳。

【药性】甘、淡，寒。归膀胱、肺、胃经。

【功效】利尿通淋，清热解暑；外用祛湿敛疮。

【特点】①性质寒滑，能清热、利下窍、通淋。②善清暑热，祛湿、敛疮。

【应用】①热淋，石淋，尿热涩痛。②暑湿烦渴，湿温初起。③湿热水泻。④湿疮，湿疹，痱子。

【注意】①入汤剂，滑石块先煎，滑石粉宜包煎。②脾虚，热病伤津及孕妇忌用。

木　通

(《神农本草经》)

木通科植物木通、三叶木通或白木通的干燥藤茎。

【饮片特征要点】气微，味微苦而涩。以切面黄白色、具放射状纹者为佳。

【药性】苦，寒。归心、小肠、膀胱经。

【功效】利尿通淋，清心除烦，通经下乳。

【特点】①性通利而清降，能上清心经实火，下利膀胱之湿热。②利血脉，下乳通经。

【应用】①淋证，水肿。②心烦尿赤，口舌生疮。③经闭乳少，湿热痹痛。

【注意】孕妇慎用。不宜长期或大量服用。

通　草

(《本草拾遗》)

通脱木的干燥茎髓。

【饮片特征要点】气微，味淡。以色白者为佳。

【药性】甘、淡，微寒。归肺、胃经。

【功效】清热利尿，通气下乳。

【特点】功善下乳汁。

【应用】①湿热淋证，水肿尿少。②产后乳汁不下。

【注意】①孕妇慎用。②通草、木通名称不同，气

第六章　利水渗湿药

味有别。但今之木通，古书称为"通草"。今之通草，古书称为"通脱木"。当知区别，不可混淆。

瞿 麦

(《神农本草经》)

瞿麦或石竹的干燥地上部分。

【饮片特征要点】气微，味淡。以茎嫩、色淡绿、叶多者为佳。

【药性】苦，寒。归心、小肠经。

【功效】利尿通淋，活血通经。

【特点】利尿通淋，又兼活血化瘀，适用于血淋。

【应用】①热淋，血淋，石淋，小便不通，淋沥涩痛。②瘀阻经闭，月经不调。

【注意】孕妇慎用。

萹 蓄

(《神农本草经》)

萹蓄的干燥地上部分。

【饮片特征要点】气微，味微苦。以色灰绿、叶多、质嫩者为佳。

【药性】苦，微寒。归膀胱经。

【功效】利尿通淋，杀虫，止痒。

【特点】①清利下焦湿热，多用于热淋涩痛。②杀虫，止痒。

【应用】①热淋涩痛，小便短赤。②虫积腹痛，皮肤湿疹，阴痒带下。

地肤子

(《神农本草经》)

地肤的干燥成熟果实。

【饮片特征要点】气微，味微苦。以饱满、色灰绿者为佳。

【药性】辛、苦，寒。归肾、膀胱经。

【功效】清热利湿，祛风止痒。

【特点】善清皮肤中湿热与风邪而止痒，适用于各种瘙痒症。

【应用】①小便不利，淋沥涩痛。②阴痒带下，风疹，湿疹，皮肤瘙痒。

海金沙

(《嘉祐本草》)

海金沙的干燥成熟孢子。

【饮片特征要点】气微，味淡。以色黄棕、质轻、手捻光滑者为佳。

【药性】甘、咸，寒。归膀胱、小肠经。

【功效】清热利湿，通淋止痛。

【特点】利尿通淋，尤善止尿道疼痛，为治诸淋涩痛之要药。

【应用】热淋，石淋，血淋，膏淋，尿道涩痛。

【注意】①入汤剂应包煎。②海金沙是蕨类植物叶背面成熟的繁殖细胞——孢子，不是矿物药。

石 韦

(《神农本草经》)

庐山石韦、石韦或有柄石韦的干燥叶。因其附生在石头上，且叶如"韦"（韦就是经过加工的皮革），故名石韦。

【饮片特征要点】气微，味微涩苦。以质厚者为佳。

【药性】甘，苦，微寒。归肺、膀胱经。

【功效】利尿通淋，清肺止咳，凉血止血。

【特点】①利尿通淋，凉血止血，血淋尤宜。②清肺热止咳。

【应用】①热淋，血淋，石淋，小便不通，淋沥涩痛。②肺热咳喘。③血热出血。

冬葵子

(《神农本草经》)

冬葵的干燥成熟种子。

【饮片特征要点】气微，味涩。以颗粒饱满、质坚实者为佳。

【药性】甘、涩，凉。归大肠、小肠、膀胱经。

【功效】清热利尿，下乳，润肠。

【特点】①甘寒滑利，利尿通淋。②滑润利窍，通乳汁。

【应用】①淋证，水肿，尿闭。②乳汁不通，乳房胀痛。③肠燥便秘。

【注意】寒润滑利，脾虚便溏及孕妇慎用。

灯心草

《开宝本草》

灯心草的干燥茎髓。古代用的油灯就是把它泡在油里，点燃后可照明，所以叫作灯心草。生用或制炭用。

【饮片特征要点】气微，味淡。以色白者为佳。

【药性】甘、淡，微寒。归心、肺、小肠经。

【功效】利小便，清心火。

【特点】善利尿泄热以导心火下降。

【应用】①热淋，尿少涩痛。②心烦失眠，口舌生疮。

萆　薢

《神农本草经》

绵萆薢、福州薯蓣和粉背薯蓣的干燥根茎。前两种称"绵萆薢"；后一种称"粉萆薢"。

【饮片特征要点】气微，味微苦。以片大而薄、切面色黄白、质松者为佳。

【药性】苦，平。归肾、胃经。

【功效】利湿去浊，祛风除痹。

【特点】能利湿而分清去浊，为治膏淋之要药。

【应用】①膏淋，白浊，白带过多。②风湿痹痛，关节不利，腰膝疼痛。

【注意】肾阴亏虚、遗精滑精者慎用。

三、利湿退黄药

特点：药物多苦寒，入脾胃肝胆经，苦能泄，寒能清，故长于清利湿热，利胆退黄。主治湿热黄疸证。

茵 陈

（《神农本草经》）

茵陈蒿或滨蒿的干燥地上部分。古代本草中以"因陈"为名，指"因旧苗（陈）而生"。春季采收的习称"绵茵陈"，秋季采割的称"花茵陈"。

【饮片特征要点】绵茵陈气清香，味微苦；花茵陈气芳香，味微苦。以质嫩、绵软、色灰白、香气浓者为佳。

【药性】苦、辛，微寒。归脾、胃、肝、胆经。

【功效】清利湿热，利胆退黄。

【特点】善清利肝胆湿热，为治黄疸要药。

【应用】①黄疸尿少。②湿温暑湿。③湿疮瘙痒。

【注意】蓄血发黄者及血虚萎黄者慎用。

金钱草

(《本草纲目拾遗》)

过路黄的干燥全草。习称大金钱草。清代始入药，因其两片叶对生，又称神仙对坐草。

【饮片特征要点】气微，味淡。以叶多者为佳。

【药性】甘、淡、咸，微寒。归肝、胆、肾、膀胱经。

【功效】利湿退黄，利尿通淋，解毒消肿。

【特点】①入肝胆经，清泄肝胆湿热而退黄。②入膀胱经，利尿通淋，尤善排结石，为治各类结石之要药。

【应用】①湿热黄疸，胆胀胁痛。②石淋，热淋，小便涩痛。③痈肿疔疮，蛇虫咬伤。

虎 杖

(《名医别录》)

虎杖的干燥根茎和根。因该植物茎上有像虎皮一样的斑纹，粗大得像手杖那么大，所以称为虎杖。

【饮片特征要点】气微，味微苦、涩。以切面色黄者为佳。

第六章 利水渗湿药

【药性】苦，微寒。归肝、胆、肺经。

【功效】利湿退黄，清热解毒，散瘀止痛，化痰止咳。

【特点】①功善清热利湿，解毒退黄而治黄疸。②散瘀止痛。

【应用】①湿热黄疸，淋浊，带下。②痈肿疮毒，水火烫伤，毒蛇咬伤。③经闭，癥瘕，风湿痹痛，跌打损伤。④肺热咳嗽。

另外，本品亦有泄热通便作用，可用于热结便秘。

【注意】孕妇慎用。

地耳草

(《生草药性备要》)

地耳草的干燥全草。

【饮片特征要点】气微，味淡。以色黄绿、带花者为佳。

【药性】苦，凉。归肝、胆、大肠经。

【功效】利湿退黄，清热解毒，活血消肿。

【特点】①利湿解毒退黄似虎杖。②解毒消肿排脓似薏苡仁。③活血消肿疗伤。

【应用】①湿热黄疸。②肺痈，肠痈，痈肿疮毒。③跌打损伤。

垂盆草

（《本草纲目拾遗》）

垂盆草的干燥全草。

【饮片特征要点】气微，味微苦。以叶多、色绿者为佳。

【药性】甘、淡，凉。归肝、胆、小肠经。

【功效】利湿退黄，清热解毒。

【特点】功善利湿解毒退黄。

【应用】①湿热黄疸，小便不利。②痈肿疮疡，咽痛，毒蛇咬伤，烧烫伤。

鸡骨草

（《岭南采药录》）

广州相思子的干燥全株。

【饮片特征要点】气微香，味微苦。以根、茎、叶全者为佳。

【药性】甘、微苦，凉。归肝、胃经。

【功效】利湿退黄，清热解毒，疏肝止痛。

【特点】①利湿解毒退黄。②疏肝止痛。

【应用】①湿热黄疸。②乳痈肿痛。③胁肋不舒，胃脘胀痛。

珍珠草

(《生草药性备要》)

叶下珠的干燥全草或带根全草。

【饮片特征要点】气微香，叶味微苦，茎味淡、微涩。以果多、色灰绿者为佳。

【药性】苦，凉。归肝、脾、肾经。

【功效】利湿退黄，清热解毒，明目，消积。

【特点】①利湿解毒退黄。②清肝明目，又消疳积。

【应用】①湿热黄疸，泄痢，淋证。②疮疡肿毒，毒蛇咬伤。③目赤肿痛。④小儿疳积。

【注意】苦凉之品，阳虚体弱者慎用。

第七章　温里药

1. 概念： 凡以温里祛寒，治疗里寒证为主要作用的药物均称为温里药，又叫祛寒药。

2. 作用及适应证： ①温里散寒→里寒证（脾胃受寒或脾胃虚寒，肺寒痰饮证，肝经受寒少腹痛、寒疝作痛或厥阴头痛等）。②助阳→肾阳不足证，及心肾阳虚证。③回阳→亡阳厥逆证。

附　子

（《神农本草经》）

乌头子根加工品，炮制品有盐附子、黑附片（黑顺片）、白附片、淡附片、炮附片。

【饮片特征要点】盐附子气微，味咸而麻，刺舌；以个大、体重、色灰黑、表面起盐霜者为佳。黑附片（黑顺片）气微，味淡；以皮黑褐、切面油润有光泽者为佳。白附片气微，味淡；以片大、色黄白、油润半透明者为佳。

【药性】辛、甘，大热；有毒。归心、肾、脾经。

【功效】回阳救逆，补火助阳，散寒止痛。

【特点】①助心阳、温脾阳、补肾阳，又峻补下焦之元阳、回阳救逆。②散寒除湿，温经止痛。

【应用】①亡阳虚脱，肢冷脉微。②肾阳虚衰、阳痿宫冷，虚寒吐泻、脘腹冷痛，阴寒水肿，心阳不足，胸痹冷痛，阳虚外感。③寒湿痹痛。

【注意】①宜先煎 0.5 ～ 1 小时，至口尝无麻辣感为度。②阴虚阳亢者忌用，孕妇慎用。③反半夏、瓜蒌（瓜蒌皮、瓜蒌子、天花粉）、贝母（川贝母、浙贝母、平贝母、伊贝母、湖北贝母）、白蔹及白及。

干 姜

（《神农本草经》）

姜的干燥根茎。生用或炒炭用。

【饮片特征要点】气香特异，味辛辣。以粉性足、气味浓者为佳。

【药性】辛，热。归脾、胃、肾、心、肺经。

【功效】温中散寒，回阳通脉，温肺化饮。

【特点】①善温中散寒，为治中焦里寒的要药。②另可温阳通脉，温肺化饮。

【应用】①脾胃寒证，脘腹冷痛，呕吐泄泻。②亡阳证，肢冷脉微。③寒饮喘咳。

【注意】阴虚内热、血热妄行者忌用。

肉 桂

(《神农本草经》)

肉桂的干燥树皮。因剥取部位及品质不同而加工成多种规格，常见的有企边桂、板桂、油板桂、筒桂等。肉桂去掉表面的栓皮，即为桂心。

【饮片特征要点】香气浓烈特异，味甜、辣。以皮厚、油性大、香气浓者为佳。

【药性】辛、甘，大热。归肾、脾、心、肝经。

【功效】补火助阳，散寒止痛，温通经脉，引火归原。

【特点】①善补命门之火，为治下元虚冷之要药。②散肝经寒邪而治寒疝腹痛。③散寒通血脉而调冲任。

【应用】①肾阳不足，命门火衰，阳痿宫冷，腰膝冷痛。②心腹冷痛，虚寒吐泻，寒疝腹痛。③冲任虚寒、寒凝血滞之痛经经闭，寒湿痹痛，阴疽流注。④肾虚作喘，虚阳上浮，眩晕目赤。

另外，温煦阳气，鼓舞气血生长而治久病体虚气血不足者。

【注意】①每日用 1～5g，宜后下或焗服。研末冲服，每次 1～2g。②畏赤石脂。③阴虚火旺，里有实热，有出血倾向者及孕妇慎用。

第七章　温里药

129

吴茱萸

《神农本草经》

吴茱萸、石虎或疏毛吴茱萸的干燥近成熟果实。生用或制用。

【饮片特征要点】香气浓烈，味苦微辛辣。以饱满、色绿、香气浓者为佳。

【药性】辛、苦，热；有小毒。归肝、脾、胃、肾经。

【功效】散寒止痛，降逆止呕，助阳止泻。

【特点】①散肝寒，疏肝气，为治肝寒气滞诸痛之主药。②温脾胃降逆止呕。③暖肾助阳止泻。

【应用】①寒滞肝脉，厥阴头痛，经行腹痛，寒疝腹痛，寒湿脚气肿痛。②脘腹胀痛，呕吐吞酸。③脾肾阳虚，五更泄泻。

另外，以本品为末醋调敷足心（涌泉穴），可治口疮；现代临床还用以治疗高血压病。

【注意】①本品辛热燥烈，易耗气动火，故不宜多用、久服。②阴虚有热者忌用，孕妇慎用。

小茴香

《新修本草》

茴香的干燥成熟果实。古代本草文献里只称其为茴香二字。后来由于有了另外一种茴香，即八角茴香，因此药个小，改称小茴香。生用或盐水炙用。

【饮片特征要点】气微香，味辛辣。以粒大饱满、色黄绿、香气浓者为佳。

【药性】辛，温。归肝、肾、脾、胃经。

【功效】散寒止痛，理气和胃。

【特点】善散厥阴经寒邪而暖肝肾，为治寒疝、睾丸偏坠常用药。

【应用】①寒疝腹痛，睾丸偏坠胀痛，痛经，少腹冷痛。②脾胃虚寒气滞，脘腹胀痛，食少吐泻。

【注意】阴虚火旺者慎用。

丁 香

（《雷公炮炙论》）

丁香的干燥花蕾，习称公丁香。

【饮片特征要点】气芳香浓烈，味辛辣、有麻舌感。以个大、色棕褐、香气浓、油多者为佳。

【药性】辛，温。归脾、胃、肾经。

【功效】温中降逆，散寒止痛，温肾助阳。

【特点】暖脾胃而行气滞，尤善降逆，为治胃寒呕逆之要药。

【应用】①脾胃虚寒，呃逆呕吐，食少吐泻。②心腹冷痛。③肾虚阳痿，宫冷。

【注意】不宜与郁金同用。

高良姜

(《名医别录》)

高良姜的干燥根茎。

【饮片特征要点】气芳香，味辛辣。以色棕红、味辛辣者为佳。

【药性】辛，热。归脾、胃经。

【功效】温中止呕，散寒止痛。

【特点】长于温中散寒止痛，为治胃寒脘腹冷痛之常用药。

【应用】①胃寒脘腹冷痛。②胃寒呕吐，嗳气吞酸。

花 椒

(《神农本草经》)

青椒或花椒的干燥成熟果皮。又名川椒、蜀椒。生用或炒用。

【饮片特征要点】气芳香，味麻且辣。青椒以色灰绿、无梗、无椒目者为佳；花椒以色紫红、无梗、无椒目者为佳。

【药性】辛，温。归脾、胃、肾经。

【功效】温中止痛，杀虫止痒。

【特点】温中散寒止痛，中焦脾胃虚寒尤宜。

【应用】①中寒脘腹冷痛，呕吐泄泻。②虫积腹痛。③湿疹，阴痒。

胡　椒

（《新修本草》）

胡椒的干燥近成熟或成熟果实。秋末至次春果实呈暗绿色时采收，晒干，为黑胡椒；果实变红时采收，用水浸渍数日，擦去果肉，晒干，为白胡椒。生用，用时粉碎成细粉。

【饮片特征要点】气芳香，味辛辣。以个大、饱满、香辣气味浓者为佳。

【药性】辛，热。归胃、大肠经。

【功效】温中散寒，下气，消痰。

【特点】①温中散寒止痛，适宜胃寒脘腹冷痛。②下气消痰，用于痰气蒙蔽清窍的癫痫。

【应用】①胃寒呕吐，腹痛泄泻，食欲不振。②癫痫痰多。

另外，作为调味品，有开胃促食的作用。

【注意】每次 0.6～1.5g，研粉吞服。外用适量。

荜　茇

（《新修本草》）

荜茇干燥近成熟或成熟果穗。

【饮片特征要点】香气特异，味辛辣。以肥大、饱满、气味浓者为佳。

【药性】辛，热。归胃、大肠经。

【功效】温中散寒，下气止痛。

【特点】温中散寒止痛，又降胃气，止呕呃。

【应用】①中寒脘腹冷痛，呕吐，泄泻。②寒凝气滞，胸痹心痛，头痛，牙痛。

【注意】煎服，1～3g。外用适量，研末塞龋齿孔中。

荜澄茄

(《雷公炮炙论》)

山鸡椒的干燥成熟果实。

【饮片特征要点】气芳香，味稍辣而微苦。以粒大、油性足、香气浓者为佳。

【药性】辛，温。归脾、胃、肾、膀胱经。

【功效】温中散寒，行气止痛。

【特点】暖脾胃，止呕逆，功似荜茇。

【应用】①胃寒呕吐，脘腹冷痛。②寒疝腹痛。③寒湿郁滞，小便浑浊。

第八章 理气药

1. 概念：凡以疏理气机，治疗气滞或气逆证为主要作用的药物均称为理气药。又叫行气药。

2. 作用及适应证：①理气健脾→脾胃气滞。②疏肝解郁→肝气郁滞。③理气宽胸→肺气壅滞。④行气止痛→气滞疼痛。⑤破气散结→癥瘕积聚。

陈 皮

(《神农本草经》)

橘及其栽培变种的干燥成熟果皮。以陈久者为佳，故称陈皮。药材分为"陈皮"和"广陈皮"。

【**饮片特征要点**】气香，味辛、苦。以色鲜艳、香气浓者为佳。

【**药性**】苦、辛，温。归脾、肺经。

【**功效**】理气健脾，燥湿化痰。

【**特点**】①善于理脾肺气滞。②燥湿化痰。

【**应用**】①脾胃气滞、湿阻之脘腹胀满、食少吐泻。②呕吐，呃逆。③湿痰寒痰，咳嗽痰多。④胸痹。

青 皮

（《本草图经》）

橘及其栽培变种的幼果或未成熟果实的果皮。生用或醋炙用。

【饮片特征要点】个青皮气清香，味酸苦辛，以色黑绿、个匀、质硬、香气浓者为佳；四花青皮气香，味苦、辛，以皮黑绿色、内面黄白色、香气浓者为佳。

【药性】苦、辛，温。归肝、胆、胃经。

【功效】疏肝破气，消积化滞。

【特点】①主入肝胆经，破气滞，性较峻烈。②消积散滞。

【应用】①肝气郁滞，胸胁胀痛，疝气疼痛，乳癖乳痈。②食积气滞，脘腹胀痛。③癥瘕积聚，久疟痞块。

【注意】①性烈耗气，气虚者慎用。②醋炙用增强疏肝止痛之力。

枳 实

（《神农本草经》）

酸橙及其栽培变种或甜橙的干燥幼果。生用或麸炒用。

【饮片特征要点】气清香，味苦、微酸。以外皮色黑绿、香气浓者为佳。

【药性】苦、辛、酸，微寒。归脾、胃经。

【功效】破气消积，化痰散痞。

【特点】①作用峻猛，"有冲墙倒壁之功"。②善行肠胃气滞，又化痰除痞满。

【应用】①积滞内停，痞满胀痛，泻痢后重，大便不畅。②痰阻气滞，胸痹，结胸。③脏器下垂。

【注意】孕妇慎用。炒后性较平和。

木　香

（《神农本草经》）

木香的干燥根。根的形状像枯木，气味很香，所以叫木香。从广州进口的，称为"广木香"；国内云南引种者，叫"云木香"。生用或煨用。

【饮片特征要点】气香特异，味微苦。以香气浓郁、油性足者为佳。

【药性】辛、苦，温。归脾、胃、大肠、三焦、胆经。

【功效】行气止痛，健脾消食。

【特点】①行气作用强，可行周身之气，为行气止痛之要药。②善走大腹，主行肠胃之气滞。

【应用】①脾胃气滞，脘腹胀痛，食积不消，不思饮食。②泻痢后重。③胸胁胀痛，黄疸，疝气疼痛。④在补益方剂中使用，能减轻补益药腻胃和滞气之弊。

第八章　理气药

137

【注意】①阴虚火旺者慎用。②生用行气力强；煨用实肠止泻，用于泄泻腹痛。

沉 香

(《名医别录》)

白木香含有树脂的木材。打碎或锉末。

【饮片特征要点】气芳香，味苦。以含树脂多、香气浓、味苦者为佳。

【药性】辛、苦，微温。归脾、胃、肾经。

【功效】行气止痛，温中止呕，纳气平喘。

【特点】①善散胸腹阴寒，行气止痛。②既能降逆止呕，又能纳气平喘。

【应用】①寒凝气滞，胸腹胀闷疼痛。②胃寒呕吐呃逆。③肾虚气逆喘息。

【注意】①煎服，1～5g，宜后下。②磨汁冲服或入丸、散剂，每次 0.5～1g。③阴虚火旺者慎用。

檀 香

(《名医别录》)

檀香树干的干燥心材。

【饮片特征要点】气清香，燃烧时香气更浓；味淡，嚼之有辛辣感。以色黄、质坚、显油性、香气浓厚者为佳。

【药性】辛，温，归脾、胃、心、肺经。

【功效】行气止痛，散寒调中。

【特点】善理脾胃，利胸膈，止痛。

【应用】寒凝气滞，胸膈不舒，胸痹心痛，脘腹冷痛，呕吐食少。

【注意】入汤剂宜后下。

川楝子

（《神农本草经》）

川楝的干燥成熟果实。又叫金铃子。生用或炒用，用时打碎。

【饮片特征要点】气特异，味酸、苦。以个大、饱满、外皮金黄色、果肉黄白色者为佳。

【药性】苦，寒；有小毒。归肝、小肠、膀胱经。

【功效】疏肝泄热，行气止痛，杀虫。

【特点】①清肝火，行气止痛，为治肝郁化火诸痛之良药。②杀虫疗癣。

【应用】①肝郁化火，胸胁、脘腹胀痛，疝气疼痛。②虫积腹痛。

【注意】①煎服，5～10g。炒用寒性减弱。②本品有小毒，不宜过量或持续服用。③脾胃虚寒者慎用。④同科属不同种的植物楝的成熟果实，称为苦楝子。其性状与本品略有不同，性能功效相似，但毒性较川楝子为大，应区别用药，不能混淆。

第八章　理气药

139

乌 药

(《本草拾遗》)

乌药的干燥块根。古人认为最好的乌药产在浙江天台山，故又称天台乌药，简称台乌。生用。

【饮片特征要点】气香，味微苦、辛，有清凉感。以质嫩、粉性大、切面淡黄棕色、香气浓者为佳。

【药性】辛，温。归肺、脾、肾、膀胱经。

【功效】行气止痛，温肾散寒。

【特点】①善走小腹，长于温散肾与膀胱之寒凝气滞。②温肾缩尿。

【应用】①寒凝气滞，胸腹胀痛，气逆喘急，疝气疼痛，经寒腹痛。②肾阳不足，膀胱虚冷，遗尿尿频。

荔枝核

(《本草衍义》)

荔枝的干燥成熟种子。捣碎，生用或盐水炙用。

【饮片特征要点】气微，味微甘、苦、涩。以粒大、饱满、光亮者为佳。

【药性】甘、微苦，温。归肝、肾经。

【功效】行气散结，祛寒止痛。

【特点】主入肝经，理气散结，祛寒止痛，为治寒凝气滞之疝气疼痛的常用药。

【应用】①寒疝腹痛，睾丸肿痛。②胃脘胀痛，痛经，产后腹痛。

香　附

（《名医别录》）

莎草的干燥根茎。生用或醋炙用。用时捣碎。

【饮片特征要点】气香，味微苦。以色棕褐、香气浓者为佳。

【药性】辛、微苦、微甘，平。归肝、脾、三焦经。

【功效】疏肝解郁，理气宽中，调经止痛。

【特点】①性平，作用缓和，长于疏肝气。②善走少腹，为妇科调经之良药。

【应用】①肝郁气滞，胸胁胀痛，疝气疼痛。②肝郁气滞，月经不调，经闭痛经，乳房胀痛。③脾胃气滞，脘腹痞闷，胀满疼痛。

佛　手

（《滇南本草》）

佛手的干燥果实。也是一种柑橘类的果实，因为果实尖端有裂纹，就像佛弯曲的手指，所以又叫佛手柑。

【饮片特征要点】气香，味微甜后苦。以片大、绿皮白肉、香气浓者为佳。

【药性】辛、苦、酸，温。归肝、脾、胃、肺经。

【功效】疏肝理气，和胃止痛，燥湿化痰。

【特点】善于疏肝气，又理脾气。

【应用】①肝胃气滞，胸胁胀痛。②脾胃气滞，胃脘痞满，食少呕吐。③咳嗽痰多。

香 橼

（《本草拾遗》）

枸橼或香圆的干燥成熟果实。

【饮片特征要点】枸橼气清香，味微甜而苦辛；香圆气香，味酸而苦。以个大、皮粗、色黑绿、香气浓者为佳。

【药性】辛、苦、酸，温。归肝、脾、胃、肺经。

【功效】疏肝解郁，理气宽中，燥湿化痰。

【特点】与佛手常相须为用，佛手疏肝理气止痛略强，香橼燥湿化痰略胜。

【应用】①肝胃气滞，胸胁胀痛。②脾胃气滞，脘腹痞满，呕吐噫气。③痰多咳嗽。

玫瑰花

（《食物本草》）

玫瑰的干燥花蕾。

【饮片特征要点】气芳香浓郁，味微苦涩。以色紫红、朵大、香气浓者为佳。

【药性】甘、微苦，温。归肝、脾经。

【功效】行气解郁，和血，止痛。

【特点】既能疏肝气，又能宽中和胃。

【应用】①肝胃气痛，食少呕恶。②月经不调，经前乳房胀痛。③跌扑伤痛。

梅　花

(《本草纲目》)

梅的干燥花蕾。

【饮片特征要点】气清香，味微苦、涩。以完整、含苞未放、气清香者为佳。

【药性】微酸，平。归肝、胃、肺经。

【功效】疏肝和中，化痰散结。

【特点】疏肝气，散痰郁。

【应用】①肝胃气痛，郁闷心烦。②梅核气。③瘰疬疮毒。

娑罗子

(《本草纲目》)

七叶树、浙江七叶树或天师栗的干燥成熟种子。

【饮片特征要点】气微，味先苦后甜。以饱满、种仁黄白色者为佳。

【药性】甘，温。归肝、胃经。

【功效】疏肝理气，和胃止痛。

【特点】疏肝气，理脾胃，止疼痛。

【应用】肝胃气滞，胸腹胀闷，胃脘疼痛。

薤 白

(《神农本草经》)

小根蒜或薤的干燥鳞茎。生用。

【饮片特征要点】有蒜臭，味微辣。以个大、饱满、色黄白、半透明者为佳。

【药性】辛、苦，温。归心、肺、胃、大肠经。

【功效】通阳散结，行气导滞。

【特点】善通胸阳，为治胸痹的要药。

【应用】①胸痹心痛。②脘腹痞满胀痛，泻痢后重。

大腹皮

(《开宝本草》)

槟榔的干燥果皮。未成熟果实的果皮，习称"大腹皮"；成熟果实的果皮，习称"大腹毛"。

【饮片特征要点】大腹皮气微，味微涩；大腹毛气微，味淡。以色黄白、质柔韧者为佳。

【药性】辛，微温。归脾、胃、大肠、小肠经。

【功效】行气宽中，行水消肿。

【特点】功善行水消肿。

【应用】①湿阻气滞，脘腹胀闷，大便不爽。②水肿胀满，脚气浮肿，小便不利。

甘　松

（《本草拾遗》）

甘松的干燥根及根茎。

【**饮片特征要点**】气特异，味苦而辛，有清凉感。以主根肥壮、气芳香浓者为佳。

【**药性**】辛、甘，温。归脾、胃经。

【**功效**】理气止痛，开郁醒脾；外用祛湿消肿。

【**特点**】专归脾胃经，可醒脾开胃，理气止痛。

【**应用**】①寒郁气滞，脘腹胀满，食欲不振，呕吐。②脚气肿痛，牙痛。

九香虫

（《本草纲目》）

九香虫的干燥体。生用或炒用。

【**饮片特征要点**】气特异，味微咸。以完整、色棕褐、发亮、油性大者为佳。

【**药性**】咸，温。归肝、脾、肾经。

【**功效**】理气止痛，温肾助阳。

【**特点**】①疏肝气，散胃寒，止疼痛。②温肾助阳起痿。

【**应用**】①胃寒胀痛，肝胃气痛。②肾虚阳痿，腰膝酸痛。

第八章　理气药

145

刀 豆

(《救荒本草》)

刀豆的干燥成熟种子。

【饮片特征要点】气微，味淡，嚼之有豆腥味。以粒大、饱满、色淡红者为佳。

【药性】甘，温。归胃、肾经。

【功效】温中，下气止呃，温肾助阳。

【特点】温中、降气、止呕。

【应用】①虚寒呃逆，呕吐。②肾虚腰痛。

柿 蒂

(《本草拾遗》)

柿的干燥宿萼。

【饮片特征要点】气微，味涩。以个大、肥厚、质硬、色黄褐者为佳。

【药性】苦涩，平。归胃经。

【功效】降气止呃。

【特点】降胃气，止呕逆，治疗胃气上逆的专药。

【应用】呃逆。

第九章　消食药

1. 概念：凡以消积导滞、促进消化、治疗饮食积滞为主要作用的药物均称为消食药，又称为消导药。

2. 作用及适应证：①消化饮食积滞→食积不化。②开胃和中→脾胃虚弱、消化不良。

山　楂
《本草经集注》

山里红或山楂的干燥成熟果实。生用或炒黄、炒焦用。

【饮片特征要点】气微，清香，味酸、微甜。以片大、皮红、肉厚、核少者为佳。

【药性】酸、甘，微温。归脾、胃、肝经。

【功效】消食健胃，行气散瘀，化浊降脂。

【特点】①为消油腻肉食积滞之要药。②善活血散瘀，治瘀阻诸痛。

【应用】①肉食积滞，胃脘胀满，腹痛泄泻。②泻痢腹痛，疝气疼痛。③血瘀经闭痛经，产后瘀阻腹痛，心腹刺痛，胸痹心痛。④高脂血症。

【注意】脾胃虚弱而无积滞、胃酸分泌过多者慎用。

六神曲

(《药性论》)

本品为辣蓼、青蒿、杏仁、赤小豆、苍耳等药加入面粉混合后经发酵而成的曲剂。又叫六曲。生用或炒用。

【饮片特征要点】有发酵的特异香气，味微苦辛。以色黄棕、具香气者为佳。

【药性】甘、辛，温。归脾、胃经。

【功效】消食和胃。

【特点】善消米面酒食之积。

【应用】饮食积滞。

【注意】消食宜炒焦用。

麦 芽

(《药性论》)

大麦的成熟果实发芽干燥的炮制加工品。生用或炒黄、炒焦用。

【饮片特征要点】气微，味微甘。以芽完整、色淡黄、粒大、饱满者为佳。

【药性】甘，平。归脾、胃经。

【功效】行气消食，健脾开胃，回乳消胀。

【特点】善消淀粉性食物，并能回乳疏肝。

【应用】①食积不化，脘腹胀满，脾虚食少。②乳汁郁积，乳房胀痛，妇女断乳。③肝郁胁痛，肝胃气痛。

【注意】①生麦芽健脾和胃，疏肝行气；炒麦芽行气消食回乳；焦麦芽消食化滞。②哺乳期妇女不宜用。

稻　芽

（《名医别录》）

稻的成熟果实发芽干燥的炮制加工品。生用或炒黄、炒焦用。

【饮片特征要点】气微，味淡。以芽完整、色黄、粒大、饱满者为佳。

【药性】甘，温。归脾、胃经。

【功效】消食和中，健脾开胃

【特点】健脾开胃，功似麦芽，但作用和缓。

【应用】食积不消，腹胀口臭，脾胃虚弱，不饥食少。

【注意】①炒稻芽偏于消食，用于不饥食少；焦稻芽善化积滞，用于积滞不化。②过去曾以稻、粟、黍等植物的果实发芽作谷芽入药，认为药效亦相近。1985 年版《中国药典》始将粟芽以谷芽为正名收载，同时收载且单列稻芽。

第九章　消食药

莱菔子

(《日华子本草》)

萝卜的干燥成熟种子。生用或炒用，用时捣碎。

【饮片特征要点】气微，味淡、微苦辛。以粒大、饱满、色红棕者为佳。

【药性】辛、甘，平。归脾、胃、肺经。

【功效】消食除胀，降气化痰。

【特点】①消食化积之中尤善行气消胀。②又降气消痰。

【应用】①饮食停滞，脘腹胀痛，大便秘结，积滞泻痢。②痰壅气逆，喘咳痰多，胸闷食少。

【注意】①气虚及无食积、痰滞者慎用。②生用吐风痰，炒用消食下气化痰。

鸡内金

(《神农本草经》)

家鸡的干燥沙囊内壁。生用、炒用或醋炙用。

【饮片特征要点】气微腥，味微苦。以色黄、完整不破碎者为佳。

【药性】甘，平。归脾、胃、小肠、膀胱经。

【功效】健胃消食，涩精止遗，通淋化石。

【特点】①消食化积力较强，并能健运脾胃。②又善化坚消石。

【应用】①食积不消，呕吐泻痢，小儿疳积。②遗精、遗尿。③石淋涩痛，胆胀胁痛。

【注意】①脾虚无积滞者慎用。②研末服用效果好。

‖第十章　驱虫药‖

1. 概念： 凡以驱除或杀灭人体寄生虫为主要作用的药物均为驱虫药。

2. 作用及适应证： 驱杀肠道寄生虫→肠道内寄生虫（蛔虫病、蛲虫病、绦虫病、钩虫病、姜片虫病）。

使君子

（《开宝本草》）

使君子的干燥成熟果实。相传汉代时，有个职位是使君的人，发现了这种"种子"可驱蛔虫，以此名纪念他。去壳，取种仁生用或炒用。

【**饮片特征要点**】气微香，味微甜。以个大、仁饱满、色黄白者为佳。

【**药性**】甘，温。归脾、胃经。

【**功效**】杀虫消积。

【**特点**】善驱虫，并治小儿疳积。

【**应用**】①蛔虫证，蛲虫病，虫积腹痛。②小儿疳积。

【**注意**】①煎服 9 ～ 12g；炒香嚼服 6 ～ 9g。小儿

每岁 1 ～ 1.5 粒，总量不超过 20 粒，空腹服用，每日 1 次，连用 3 天。②大量服用可致呃逆、眩晕、呕吐、腹泻等反应。若与热茶同服，亦能引起呃逆、腹泻，故服用时忌饮浓茶。

苦楝皮

（《名医别录》）

川楝或楝的干燥根皮和树皮。生用。

【饮片特征要点】气微，味苦。以皮厚、无粗皮者为佳。

【药性】苦，寒；有毒。归肝、脾、胃经。

【功效】杀虫、疗癣。

【特点】苦寒有毒，有较强的杀虫作用，可治多种肠道寄生虫。

【应用】①蛔虫病，蛲虫病，虫积腹痛。②疥癣瘙痒。

【注意】①本品有毒，不宜过量或持续服用。②有效成分难溶于水，需文火久煎。③孕妇、脾胃虚寒及肝肾功能不全者慎用。

槟　榔

（《名医别录》）

槟榔的干燥成熟种子。与大腹皮来源于同一植物。生用、炒黄或炒焦用。

【饮片特征要点】气微，味涩、微苦。以切面大理石花纹明显、无虫蛀者为佳。

【药性】苦、辛，温。归胃、大肠经。

【功效】杀虫，消积，行气，利水，截疟。

【特点】①能驱杀多种肠道寄生虫，对猪带绦虫病疗效最佳。②并有泻下行气利水之功。

【应用】①绦虫病，蛔虫病，姜片虫病，虫积腹痛。②食积气滞，腹胀便秘，泻痢后重。③水肿，脚气肿痛。④疟疾。

【注意】①煎服 3～10g；单用驱杀绦虫、姜片虫时，可用 30～60g。②生用力佳，炒用力缓；焦槟榔功能消食导滞。③脾虚便溏或气虚下陷者忌用。④孕妇慎用。

南瓜子

(《现代实用中药学》)

南瓜的种子。

【饮片特征要点】气微香，味微甘。以饱满、色黄白者为佳。研粉生用，以新鲜者良。

【药性】甘，平。归胃、大肠经。

【功效】杀虫。

【特点】甘平，不伤正气，尤善驱杀绦虫。

【应用】绦虫病。

【注意】研粉，30～60g。冷开水调服。

鹤草芽

《中华医学杂志》

龙芽草（即仙鹤草）的干燥冬芽。研粉用。《中华医学杂志》首次报道该药有治疗绦虫的功效，经考证该药即为《神农本草经》中的"牙子"。

【饮片特征要点】气微，味微苦。以芽完整者为佳。

【药性】苦、涩，凉。归胃、大肠经。

【功效】杀虫。

【特点】善驱杀绦虫，并有泻下作用，为驱绦虫之专药。

【应用】绦虫病。

【注意】①研粉吞服，每次30～45g，小儿每公斤体重0.7～0.8g，每日1次，晨起空腹服用。②不宜入煎剂，因有效成分（鹤草酚）几乎不溶于水。

雷　丸

《神农本草经》

真菌雷丸的干燥菌核。它寄生在竹类的根下面，所以古代文献中又叫竹苓。

【饮片特征要点】气微，味微苦，嚼之有颗粒感，微带黏性，久嚼无渣。以个大、质坚、断面色白者为佳。

【**药性**】微苦，寒。归胃、大肠经。

【**功效**】杀虫消积。

【**特点**】驱虫作用强，可用于多种肠道寄生虫，尤以驱杀绦虫为佳。

【**应用**】①绦虫病，钩虫病，蛔虫病，虫积腹痛。②小儿疳积。

【**注意**】因本品主要成分为一种蛋白水解酶（雷丸素），加热 60℃左右即易被破坏而失效，故不宜入煎剂，宜入丸散服。

鹤 虱

（《新修本草》）

天名精或野胡萝卜的干燥成熟果实。前者称北鹤虱，后者称南鹤虱。生用或炒用。

【**饮片特征要点**】北鹤虱气特异，味微苦；南鹤虱搓碎时有特异香气，味微辛、苦。均以粒均匀、饱满者为佳。

【**药性**】苦、辛，平；有小毒。归脾、胃经。

【**功效**】杀虫消积。

【**特点**】杀虫消积但有小毒。

【**应用**】①蛔虫病，蛲虫病，绦虫病，虫积腹痛。②小儿疳积。

【注意】孕妇慎用。

榧　子

(《名医别录》)

榧的干燥成熟种子。

【饮片特征要点】气微，味微甜而涩。以完整、饱满、种仁色黄白者为佳。

【药性】甘，平。归肺、胃、大肠经。

【功效】杀虫消积，润肺止咳，润燥通便。

【特点】①广谱驱虫药，作用缓和，兼有缓泻作用。②润肺止咳但力弱。

【应用】①钩虫病，蛔虫病，绦虫病，虫积腹痛。②小儿疳积。③肺燥咳嗽。④肠燥便秘。

【注意】大便溏薄者不宜用。

芜　荑

(《神农本草经》)

大果榆果实的加工品。

【饮片特征要点】气特臭，味微酸涩。以块完整、具特异臭气者为佳。

【药性】辛、苦，温。归脾、胃经。

【功效】杀虫消积。

【特点】杀虫消积作用较和缓。

　　【应用】①虫积腹痛。②小儿疳积。③本品研末，用醋或蜜调涂患处，用治疥癣瘙痒、皮肤恶疮。

　　【注意】脾胃虚弱者慎用。

第十一章　止血药

1. 概念： 凡以制止体内外出血为主要作用的药物均称为止血药。

2. 作用及适应证： ①凉血止血→血热妄行出血证。②化瘀止血→瘀血内阻血不循经之出血证。③收敛止血→无瘀血及实邪之各种出血证。④温经止血→脾不统血、冲脉失固之虚寒性出血证。

3. 分类： 凉血止血药、化瘀止血药、收敛止血药、温经止血药。

一、凉血止血药

特点： ①均有寒凉之性而入血分。②能清血分之热而止血。③主治血热妄行之出血证。

小　蓟

（《名医别录》）

刺儿菜的干燥地上部分。生用或炒炭用。

【饮片特征要点】 气微，味微苦。以叶多、色绿者为佳。

【**药性**】甘、苦，凉。归心、肝经。

【**功效**】凉血止血，散瘀解毒消痈。

【**特点**】善治尿血。

【**应用**】①血热吐血、衄血、尿血、血淋、便血、崩漏，外伤出血。②痈肿疮毒。

大　蓟

(《名医别录》)

蓟的干燥地上部分。生用或炒炭用。

【**饮片特征要点**】气微，味淡。以色绿，叶多者为佳。

【**药性**】甘、苦，凉。归心、肝经。

【**功效**】凉血止血，散瘀解毒消痈。

【**特点**】①凉血解毒，散瘀消痈力强。②凉血止血作用弱于小蓟。

【**应用**】①血热吐血、衄血、尿血、血淋、便血、崩漏，外伤出血。②痈肿疮毒。

【**注意**】大蓟炭作用偏于凉血止血。

地　榆

(《神农本草经》)

地榆或长叶地榆的干燥根。后者习称"绵地榆"。生用或炒炭用。

【饮片特征要点】气微，味微苦涩。前者以切面粉红色者为佳，后者以皮部有绵状纤维，切面黄棕色者为佳。

【药性】苦、酸、涩，微寒。归肝、大肠经。

【功效】凉血止血，解毒敛疮。

【特点】善治下焦血热出血。

【应用】①血热便血，痔血，血痢，崩漏。②水火烫伤，痈肿疮毒，湿疹。

【注意】①虚寒性出血或有瘀者慎用。大面积烧烫伤患者不宜外涂。②止血多炒炭用；解毒敛疮多生用。

槐　花

(《日华子本草》)

槐的干燥花及花蕾。前者称为"槐花"；后者称为"槐米"。生用、炒黄或炒炭用。

【饮片特征要点】气微，味微苦。槐花以花整齐不碎、色黄者为佳；槐米以花蕾多、色黄绿者为佳。

【药性】苦，微寒。归肝、大肠经。

【功效】凉血止血，清肝泻火。

【特点】善治痔血、便血等。

【应用】①血热便血，痔血，血痢，崩漏，吐血，衄血。②肝热目赤，头痛眩晕。

【注意】脾胃虚寒及阴虚发热而无实火者慎用。

侧柏叶

(《名医别录》)

侧柏的干燥枝梢及叶。生用或炒炭用。

【饮片特征要点】气清香，味微苦涩、微辛。以枝嫩、色深绿者为佳。

【药性】苦、涩，寒。归肺、肝、脾经。

【功效】凉血止血，化痰止咳，生发乌发。

【特点】①既可凉血止血，亦能收敛止血。②又生发乌发。

【应用】①吐血，衄血，咳血，便血，崩漏下血。②肺热咳嗽，咯痰黄稠。③血热脱发，须发早白。

白茅根

(《神农本草经》)

白茅的干燥根茎。生用或炒炭用。

【饮片特征要点】气微，味微甜。以色白、味甜者为佳。

【药性】甘，寒。归肺、胃、膀胱经。

【功效】凉血止血，清热利尿。

【特点】善凉血止血，又利尿，善治尿血。

【应用】①血热咳血、吐血、衄血、尿血。②热病烦渴，肺热咳嗽，胃热呕吐。③湿热黄疸，水肿尿少，热淋涩痛。

【注意】以鲜品为佳，可捣汁服。

苎麻根

（《名医别录》）

苎麻的干燥根和根茎。

【饮片特征要点】气微，味淡。以切面灰棕色、条匀、坚实者为佳。

【药性】甘，寒。归心、肝经。

【功效】凉血止血，安胎，清热解毒。

【特点】①性味甘寒，凉血止血作用较好。②清热安胎不伤胎。

【应用】①血热出血。②热盛胎动不安，胎漏下血。③痈肿疮毒。

羊　蹄

（《神农本草经》）

羊蹄或尼泊尔酸模的干燥根。

【饮片特征要点】前者气特殊，味微苦涩；后者气微，味苦涩。以切面色棕黄、味苦者为佳。

【药性】苦、涩，寒。归心、肝、大肠经。

【功效】凉血止血，解毒杀虫，泻下通便。

【特点】既凉血止血，又收敛止血。

【应用】①血热出血。②疥癣，疮疡，烧烫伤。③热结便秘。

二、化瘀止血药

特点：①既能止血，又能化瘀。②主治因瘀血内阻而血不循经之出血证。③多用于跌打损伤，经闭及瘀滞心腹疼痛等。

三 七
(《本草纲目》)

三七的干燥根和根茎。属于五加科人参属的植物，所以有时叫参三七。最早产在广西，广西古代叫作田州，即现在百色，所以三七又常称为田七。现在主产地在云南，又称为滇三七。

【饮片特征要点】气微，味淡。以个大、体重、质坚实、断面灰绿色者为佳。

【药性】甘、微苦，温。归肝、胃经。

【功效】散瘀止血，消肿定痛。

【特点】止血不留瘀，化瘀不伤正。

【应用】①咳血，吐血，衄血，便血，尿血，崩漏，外伤出血。②血滞胸腹刺痛，跌扑肿痛。

【注意】孕妇慎用。阴虚血热之出血不宜单用。

茜 草
(《神农本草经》)

茜草的干燥根及根茎。生用或炒炭用。

【饮片特征要点】气微，味微苦，久嚼刺舌。以切面色黄红者为佳。

【药性】苦，寒。归肝经。

【功效】凉血，祛瘀，止血，通经。

【特点】专入肝经血分，能凉血散瘀止血，又活血通经。

【应用】①吐血，衄血，崩漏，外伤出血。②瘀阻经闭，风湿痹痛，跌扑肿痛。

【注意】孕妇慎用。

蒲　黄

（《神农本草经》）

水烛香蒲、东方香蒲或同属植物的花粉。水烛香蒲、东方香蒲是一种水生植物，长在池塘或沼泽地。花为圆柱状，像蜡烛，所以民间把这种植物叫作水蜡烛。剪取花后，晒干，成为带有雄花的花粉，即为草蒲黄。生用或炒炭用。

【饮片特征要点】气微、味淡。以粉细、体轻、色鲜黄、滑腻感强者为佳。

【药性】甘，平。归肝、心包经。

【功效】止血，化瘀，利尿通淋。

【特点】收敛止血，兼可化瘀，为止血行瘀之良药。

第十一章　止血药

【应用】①吐血，衄血，咳血，崩漏，外伤出血。②血滞经闭痛经，胸腹刺痛，跌扑肿痛。③血淋涩痛。

【注意】①孕妇慎用。②止血多炒炭用；化瘀利尿多生用。③入汤剂包煎。

花蕊石

（《嘉祐本草》）

蛇纹大理岩。砸成碎块用或煅用。

【饮片特征要点】气微，味淡。以质坚硬、色白带"彩晕"者为佳。

【药性】酸、涩，平。归肝经。

【功效】化瘀止血。

【特点】收敛止血，又化瘀。

【应用】①咳血，吐血，外伤出血。②跌扑伤痛。

【注意】孕妇慎用。

三、收敛止血药

特点：①药味多涩，或为炭类，或质黏，具有不同程度的收敛性，故能收敛止血。②其性多平，或凉而不寒，无论虚寒性出血或热性出血均可用之。③有瘀血或邪实者应慎用之。

白　及

（《神农本草经》）

白及的干燥块茎。因为它的块茎色白，每年长一块且相互连及，所以叫白及。

【饮片特征要点】气微，味苦，嚼之有黏性。以切面色白、角质样者为佳。

【药性】苦、甘、涩，微寒。归肺、胃、肝经。

【功效】收敛止血，消肿生肌。

【特点】质黏性涩，为收敛止血之要药。

【应用】①咳血，吐血，外伤出血。②疮疡肿毒，皮肤皲裂，烧烫伤。

【注意】反乌头。

仙鹤草

（《图经本草》）

龙芽草的干燥地上部分。

【饮片特征要点】气微，味微苦。以茎红棕色、质嫩、叶多者为佳。

【药性】苦、涩，平。归心、肝经。

【功效】收敛止血，截疟，止痢，解毒，补虚。

【特点】既能收敛止泻止血，又能消积止痢补虚。

【应用】①咳血，吐血，尿血，便血，崩漏下血。②疟疾寒热。③血痢，久泻久痢。④痈肿疮毒。⑤阴痒带下。⑥脱力劳伤。

紫珠叶

（《本草拾遗》）

杜虹花的干燥叶。

【饮片特征要点】气微，味微苦涩。以叶片完整、质嫩者为佳。

【药性】苦、涩，凉。归肝、肺、胃经。

【功效】凉血收敛止血，散瘀解毒消肿。

【特点】收敛止血，又凉血。

【应用】①衄血，咳血，吐血，便血，崩漏，外伤出血。②热毒疮疡，水火烫伤。

棕榈炭

（《本草拾遗》）

棕榈的干燥叶柄。煅炭用。也可以用包在棕榈树树干上的棕色网状纤维煅炭。

【饮片特征要点】略具焦香气，味苦涩。以表面黑褐色至黑色、有光泽、触之有黑色炭粉者为佳。

【药性】苦、涩，平。归肝、肺、大肠经。

【功效】收敛止血。

【特点】收敛性强，多用于崩漏。

【应用】吐血，衄血，尿血，便血，崩漏。

【注意】出血兼有瘀滞者不宜使用。

血余炭

（《神农本草经》）

人发制成的炭化物。

【饮片特征要点】有焦发气，味苦。以体轻、色黑、光亮者为佳。

【药性】苦，平。归肝、胃经。

【功效】收敛止血，化瘀，利尿。

【特点】收敛止血，化瘀作用明显，止血不留瘀。

【应用】①吐血，咳血，衄血，血淋，尿血，便血，崩漏，外伤出血。②小便不利。

藕　节

（《药性本草》）

莲的干燥根茎节部。生用或炒炭用。

【饮片特征要点】气微，味微甘、涩。以表面色灰黄、断面色白者为佳。

【药性】甘、涩，平。归肝、肺、胃经。

【功效】收敛止血，化瘀。

【特点】味涩质黏，收敛止血，又化瘀。

【应用】吐血，咳血，衄血，尿血，崩漏。

第十一章　止血药

四、温经止血药

特点：①药性温热，能温内脏，益脾阳，固冲任而统摄血液。②用于脾不统血、冲脉失固之虚寒性出血证。

艾 叶
（《名医别录》）

艾的干燥叶。传统以湖北蕲州产者为佳，称"蕲艾"。也叫"陈艾"，和陈皮、半夏一样宜久置。生用或炒炭用。

【饮片特征要点】气清香，味苦。以叶片大，叶背灰白色、绒毛多，香气浓者为佳。

【药性】辛、苦，温；有小毒。归肝、脾、肾经。

【功效】温经止血，散寒止痛，调经，安胎；外用祛湿止痒。

【特点】①暖气血而温经脉，为温经止血的要药，尤宜于虚寒性崩漏。②善调经安胎。

【应用】①虚寒性吐血、衄血、崩漏、月经过多。②少腹冷痛，经寒不调，宫冷不孕，脘腹冷痛。③胎动不安，胎漏下血。④皮肤瘙痒。

另外，将本品捣绒，制成艾条、艾炷等，用以熏灸体表穴位，能温煦气血，透达经络，为温灸的主要原料；醋艾炭温经止血，用于虚寒性出血。

炮　姜

（《珍珠囊》）

姜的干燥根茎的炮制加工品。取干姜砂烫至鼓起，表面棕褐色。

【饮片特征要点】气香、特异，味微辛辣。以表面鼓起、棕褐色、内部色棕黄、质疏松者为佳。

【药性】辛，热。归脾、胃、肾经。

【功效】温经止血，温中止痛。

【特点】①温经止血，宜于中焦虚寒出血。②善暖脾胃，温中止痛止泻。

【应用】①阳虚失血，吐衄崩漏。②脾胃虚寒，腹痛吐泻。

灶心土

（《名医别录》）

烧木柴或杂草的土灶内底部中心的焦黄土块。又名伏龙肝。

【饮片特征要点】具烟熏气，味淡。以块大整齐，色红褐，断面具蜂窝状小孔，质细软者为佳。

【药性】辛，温。归脾、胃经。

【功效】温中止血，止呕，止泻。

【特点】温经止血，适宜中焦虚寒之出血。

【应用】①虚寒性出血。②胃寒呕吐。③脾虚久泻。

【注意】布包先煎。

第十二章 活血化瘀药

1.概念： 凡以通畅血脉、消除瘀血为主要作用的药物均称为活血化瘀药或活血祛瘀药，简称活血药。

2.作用及适应证： ①活血止痛→瘀血疼痛。②活血调经→瘀血、妇女月经不调、经闭、痛经、产后瘀滞腹痛等。③活血疗伤→跌打损伤。④活血消痈→疮痈肿痛。⑤破血消癥→经闭、癥瘕积聚。

3.分类： 活血止痛药、活血调经药、活血疗伤药、破血消癥药。

一、活血止痛药

特点： ①大多具有辛行之性。②可活血，并多兼行气，有良好的止痛作用。③主治瘀血阻滞或气滞血瘀所致的痛证，如头痛、胸胁痛、心腹痛、痛经、产后腹痛、痹痛或跌打损伤瘀痛。

川 芎
《神农本草经》

川芎的干燥根茎。古代称为芎䓖。苗嫩的时候可作为蔬菜，苗叶又叫蘼芜。

【饮片特征要点】气香浓，味苦、辛，稍有麻舌感，微回甜。以切面色黄白、香气浓、油性大者为佳。

【药性】辛，温。归肝、胆、心包经。

【功效】活血行气，祛风止痛。

【特点】①既能活血又能行气。有"血中气药"之称，为妇科活血调经之要药。②能"上行头目，旁通络脉"而祛风活血止痛，为治头痛、风湿痹痛的常用药。

【应用】①血瘀气滞，胸痹心痛，胸胁刺痛，跌扑肿痛，月经不调，经闭痛经，癥瘕腹痛。②头痛。③风湿痹痛。

【注意】①阴虚阳亢之头痛，阴虚火旺、舌红口干，多汗，月经过多及出血性疾病，不宜使用。②孕妇慎用。

延胡索

（《雷公炮炙论》）

延胡索的干燥块茎。又名元胡或玄胡索。生用或醋炙用。

【饮片特征要点】气微，味苦。以断面金黄色、有蜡样光泽者为佳。

【药性】辛、苦，温。归肝、脾、心经。

【功效】活血,行气,止痛。

【特点】止痛效果颇佳。

【应用】气血瘀滞,胸胁、脘腹疼痛,胸痹心痛,经闭痛经,产后瘀阻,跌扑肿痛。

郁 金

(《药性论》)

温郁金、姜黄、广西莪术或蓬莪术的干燥块根(多种姜科植物的块根)。前两者分别习称"温郁金(白丝郁金)"和"黄丝郁金",后两者习称"桂郁金"或"绿丝郁金"。生用。

【饮片特征要点】温郁金气微香,味微苦;黄丝郁金气芳香,味辛辣;桂郁金气微,味微辛苦;绿丝郁金气微,味淡。以切面角质样者为佳。

【药性】辛、苦,寒。归肝、胆、心、肺经。

【功效】活血止痛,行气解郁,清心凉血,利胆退黄。

【特点】①既可活血又可解肝郁而止疼痛。②可入心经,清心热,开心窍。③利胆退黄,兼有凉血之功。

【应用】①气滞血瘀,胸胁刺痛,胸痹心痛,月经不调,经闭痛经,乳房胀痛。②热病神昏,癫痫发狂。③血热吐衄,妇女倒经。④肝胆湿热,黄疸尿赤,胆胀胁痛。

【注意】不宜与丁香、母丁香同用。

姜 黄

《新修本草》

姜黄的干燥根茎。与黄丝郁金来源于同一植物。

【饮片特征要点】气香特异，味苦、辛。以切面色金黄、有蜡样光泽者为佳。

【药性】辛、苦，温。归肝、脾经。

【功效】活血行气，通经止痛。

【特点】①活血行气，善治气滞血瘀诸痛证。②长于行肢臂之滞而除痹痛。

【应用】①气滞血瘀，胸胁刺痛，胸痹心痛，痛经经闭，癥瘕，跌扑肿痛。②风湿肩臂疼痛。

【注意】孕妇慎用。

乳 香

《名医别录》

乳香树及其同属植物树皮渗出的树脂。分为索马里乳香和埃塞俄比亚乳香，每种乳香又分为乳香珠和原乳香。醋炙用。

【饮片特征要点】具特异香气，味微苦。以淡黄白色、断面半透明、香气浓者为佳。

【药性】辛、苦，温。归心、肝、脾经。

【功效】活血定痛，消肿生肌。

【特点】功善活血伸筋，又兼行气。

【应用】①跌打损伤，痛肿疮疡。②气滞血瘀，胸痹心痛，胃脘疼痛，痛经经闭，产后瘀阻，癥瘕腹痛，风湿痹痛，筋脉拘挛。

【注意】孕妇及胃弱者慎用。

没　药

(《开宝本草》)

地丁树或哈地丁树的干燥树脂。分为天然没药和胶质没药。醋炙用。

【饮片特征要点】有特异香气，天然没药味苦而微辛，胶质没药味苦而有黏性。以黄棕色、断面微透明、显油润、香气浓、味苦者为佳。

【药性】辛、苦，平。归心、肝、脾经。

【功效】活血定痛，消肿生肌。

【特点】功善活血散瘀止痛，常与乳香相须使用。

【应用】胸痹心痛，胃脘疼痛，痛经经闭，产后瘀阻，癥瘕腹痛，跌打损伤、瘀滞疼痛，痈疽肿毒，疮疡溃后久不收口及多种瘀滞痛证。

【注意】孕妇及胃弱者慎用。

五灵脂

(《开宝本草》)

复齿鼯鼠的干燥粪便。生用、醋炙或酒炙用。

【饮片特征要点】气腥臭或微。以黑褐色、块状、有光泽、显油润者为佳。

【药性】苦、咸、甘，温。归肝经。

【功效】活血止痛，化瘀止血。

【特点】功善活血化瘀止痛，为治疗血瘀诸痛之要药。

【应用】①瘀血阻滞诸痛证。②瘀滞出血证。

【注意】①包煎或入丸、散。②孕妇慎用。③人参畏五灵脂，一般不宜同用。

降 香

(《证类本草》)

降香檀树干和根的干燥心材。研成细粉或镑片。

【饮片特征要点】气微香，味微苦。以质硬、有油性为佳。

【药性】辛，温。归肝、脾经。

【功效】化瘀止血，理气止痛。

【特点】化瘀理气止痛，多治瘀血阻于胸膈之痛者。

【应用】①肝郁胁痛，胸痹刺痛，跌扑伤痛。②吐血，衄血，外伤出血。③秽浊内阻，呕吐腹痛。

二、活血调经药

特点：①既活血祛瘀又善调畅血脉而调经。②主治妇女月经不调、痛经、经闭及产后瘀滞腹痛之证。

丹　参
（《神农本草经》）

丹参的干燥根及根茎。生用或酒炙用。

【**饮片特征要点**】气微，味微苦涩。以外表皮色红者为佳。

【**药性**】苦，微寒。归心、肝经。

【**功效**】活血祛瘀，通经止痛，清心除烦，凉血消痈。

【**特点**】①善活血调经，为治经产病之要药。②凉血消痈肿，凉血安心神。

【**应用**】①瘀血阻滞之月经不调，痛经经闭，产后腹痛。②血瘀胸痹心痛，脘腹胁痛，癥瘕积聚，跌打损伤，热痹疼痛。③疮痈肿痛。④心烦不眠。

【**注意**】不宜与藜芦同用。

红　花
（《新修本草》）

红花的干燥花。张仲景时期又称为红蓝花。

【**饮片特征要点**】气微香，味微苦。以色红黄、鲜艳、质柔软者为佳。

【药性】辛，温。归心、肝经。

【功效】活血通经，散瘀止痛。

【特点】专入血分，能活血祛瘀，通调经脉。

【应用】①瘀血阻滞之经闭、痛经、恶露不行。②瘀滞腹痛，胸痹心痛，胸胁刺痛，癥瘕痞块。③跌扑损伤，疮疡肿痛。④热郁血瘀，斑疹色暗。

【注意】孕妇慎用；有出血倾向者不宜多用。

桃 仁

（《神农本草经》）

桃或山桃的成熟种子。生用或炒黄用，用时捣碎。

【饮片特征要点】气微，味微苦。以颗粒均匀、饱满者为佳。

【药性】苦、甘，平。归心、肝、大肠、肺经。

【功效】活血祛瘀，润肠通便，止咳平喘。

【特点】善泄血滞，祛瘀力强。

【应用】①瘀血阻滞之经闭痛经，产后腹痛，癥瘕痞块，跌扑损伤。②肺痈，肠痈。③肠燥便秘。④咳嗽气喘。

【注意】孕妇及便溏者慎用。

益母草

(《神农本草经》)

益母草的新鲜或干燥地上部分。又叫坤草。生用或鲜用。

【饮片特征要点】气微，味微苦。以质嫩、叶多、色灰绿者为佳。

【药性】苦、辛，微寒。归肝、心包、膀胱经。

【功效】活血调经，利尿消肿，清热解毒。

【特点】善于活血祛瘀调经，为妇科经产要药，故有"益母"之称。

【应用】①瘀滞月经不调，痛经经闭，恶露不尽。②水肿尿少。③跌打损伤，疮疡肿毒。

【注意】孕妇慎用。

泽　兰

(《神农本草经》)

毛叶地瓜儿苗的干燥地上部分。

【饮片特征要点】气微，味淡。以叶多、色灰绿、质嫩者为佳。

【药性】苦、辛，微温。归肝、脾经。

【功效】活血调经，祛瘀消痈，利水消肿。

【特点】功善活血调经，为妇科经产之常用药。

【应用】①血瘀月经不调，经闭痛经，产后瘀血腹痛。②跌打伤痛，疮痈肿毒。③水肿，腹水。

【注意】血虚及无瘀滞者慎用。

牛 膝

《神农本草经》

牛膝（怀牛膝）的干燥根。因为牛膝的茎形状膨大，像牛的膝关节，所以称为牛膝。生用或酒炙用。

【饮片特征要点】气微，味微甜而稍苦涩。以切面淡棕色、略呈角质样者为佳。

【药性】苦、甘、酸，平。归肝、肾经。

【功效】逐瘀通经，补肝肾，强筋骨，利尿通淋，引血下行。

【特点】①性善下行，长于活血通经。②又补肝肾、强筋骨，善治肝肾不足之证。③酸苦降泄，可引血（火）下行。

【应用】①瘀血阻滞之经闭，痛经，胞衣不下。②跌扑伤痛。③腰膝酸痛，筋骨无力。④淋证，水肿，小便不利。⑤气火上逆之吐血衄血，牙痛口疮，阴虚阳亢之头痛眩晕。

【注意】①孕妇及月经过多者忌用。②活血通经、利尿通淋、引血（火）下行宜生用，补肝肾、强筋骨宜酒炙用。

鸡血藤

(《本草纲目拾遗》)

密花豆的干燥藤茎。生用。

【饮片特征要点】气微，味涩。以树脂状分泌物多者为佳。

【药性】苦、甘，温。归肝、肾经。

【功效】活血补血，调经止痛，舒筋活络。

【特点】①既活血又补血，为治妇科经产要药。②舒筋活络，又养血荣筋。

【应用】①月经不调，痛经，经闭。②风湿痹痛，麻木瘫痪，血虚萎黄。

王不留行

(《神农本草经》)

麦蓝菜的干燥成熟种子。生用或炒用。

【饮片特征要点】气微，味微涩、苦。以颗粒均匀、饱满、色乌黑者为佳。

【药性】苦，平。归肝、胃经。

【功效】活血通经，下乳消肿，利尿通淋。

【特点】活血通经，长于下乳。

【应用】①血瘀经闭，痛经，难产。②产后乳汁不下，乳痈肿痛。③淋证涩痛。

【注意】孕妇慎用。

第十二章　活血化瘀药

月季花

(《本草纲目》)

月季的干燥花。

【饮片特征要点】气清香，味淡、微苦。以完整、色紫红、气清香者为佳。

【药性】甘，温。归肝经。

【功效】活血调经，疏肝解郁。

【特点】独入肝经，既活血调经，又疏肝解郁。

【应用】气滞血瘀，月经不调，痛经，闭经，胸胁胀痛。

【注意】多服久服可引起腹痛腹泻及便溏。孕妇慎用。

凌霄花

(《神农本草经》)

凌霄或美洲凌霄的干燥花。

【饮片特征要点】气清香，味微苦、酸。以完整、色黄褐者为佳。

【药性】甘、酸，寒。归肝、心包经。

【功效】活血通经，凉血祛风。

【特点】活血力强，能破瘀血，通经脉，散癥瘕，消肿痛。

【应用】①血滞经闭，月经不调，癥瘕，产后乳肿，跌打损伤。②风疹发红，皮肤瘙痒，痤疮。

【注意】孕妇慎用。

三、活血疗伤药

特点：①善于活血化瘀、消肿止痛、续筋接骨、止血生肌敛疮。②适用于跌打损伤、瘀肿疼痛、骨折筋损、金疮出血等伤科疾患。

土鳖虫

（《神农本草经》）

地鳖或冀地鳖的雌虫干燥体。又名䗪虫。用沸水烫死，晒干或烘干。

【饮片特征要点】气腥臭，味微咸。以完整、色红褐、质轻者为佳。

【药性】咸，寒；有小毒。归肝经。

【功效】破血逐瘀，续筋接骨。

【特点】①性善走窜，活血力强。②善续筋接骨，为伤科常用药。

【应用】①跌打损伤，筋伤骨折。②血瘀经闭，产后瘀阻腹痛，癥瘕痞块。

【注意】孕妇忌服。

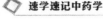

马钱子

(《本草纲目》)

马钱的成熟种子。冬季采收成熟果实，取出种子，晒干，即为生马钱子。用砂烫至鼓起并显棕褐色或深棕色，即为制马钱子。

【饮片特征要点】生马钱子气微，味极苦；制马钱子微有香气，味极苦。生马钱子以个大、肉厚、表面灰棕色微带绿、有细密毛茸、质坚硬无破碎者为佳；制马钱子以表面鼓起、色棕褐、质疏松者为佳。

【药性】苦，温；有大毒。归肝、脾经。

【功效】通络止痛，散结消肿。

【特点】有较强的开通经络，透达关节而止痛的作用。

【应用】①跌打损伤，骨折肿痛。②风湿顽痹、麻木瘫痪。③痈疽疮毒，咽喉肿痛。

【注意】①多入丸散，日服 0.3 ～ 0.6g。②孕妇禁服。运动员慎用。不宜久服多服及生用。

自然铜

(《雷公炮炙论》)

黄铁矿，主含二硫化铁。自然铜原石有剧毒，因含硫化物，需在马弗炉中煅烧 1 小时，再醋淬，循环一次，煅淬后呈黑色，研磨成粉。

【饮片特征要点】无臭无味。以色黄亮、断面有金属光泽者为佳。

【药性】辛，平。归肝经。

【功效】散瘀止痛，续筋接骨。

【特点】活血疗伤，长于促进骨折愈合，治疗跌打损伤的专药。

【应用】跌打损伤，筋伤骨折，瘀肿疼痛。

【注意】①多入丸散服，若入煎剂宜先煎。②孕妇慎用。不宜久服。

苏 木

(《新修本草》)

苏木的干燥心材。

【饮片特征要点】气微，味微涩。以色黄红者为佳。

【药性】甘、咸，平。归心、肝、脾经。

【功效】活血祛瘀，消肿止痛。

【特点】①活血散瘀，消肿止痛而疗伤。②活血通经止痛，多治胸腹瘀痛。

【应用】①跌打损伤，筋伤骨折，瘀滞肿痛。②血滞经闭痛经，产后瘀阻，胸腹刺痛，痈疽肿痛。

【注意】孕妇慎用。

第十二章 活血化瘀药

骨碎补

（《药性论》）

槲蕨的干燥根茎。生用或砂烫用。

【饮片特征要点】气微，味淡、微涩。以色棕者为佳。

【药性】苦，温。归肝、肾经。

【功效】活血疗伤止痛，补肾强骨；外用消风祛斑。

【特点】温补肾阳、强筋骨、益虚损，又活血疗伤。

【应用】①跌扑闪挫，筋骨折伤。②肾虚腰痛，筋骨痿软，耳鸣耳聋，牙齿松动，久泻。③斑秃，白癜风。

【注意】孕妇及阴虚火旺、血虚风燥者慎用。

血 竭

（《雷公炮炙论》）

麒麟竭果实渗出的树脂经加工制成。打碎研末用。

【饮片特征要点】气微，味淡。以表面黑红色，研末血红色，火烧呛鼻者为佳。

【药性】甘、咸，平。归心、肝经。

【功效】活血定痛，化瘀止血，生肌敛疮。

【特点】功善入血分而散瘀止痛，为伤科要药。

【应用】①跌打损伤，心腹瘀痛。②外伤出血。③疮疡不敛。

【注意】孕妇慎用。月经期不宜服用。

儿 茶

(《饮膳正要》)

儿茶去皮枝、干的干燥煎膏。用时打碎。

【饮片特征要点】以表面黑褐色或棕褐色、有光泽、味苦涩者为佳。

【药性】苦、涩，微寒。归心、肺经。

【功效】活血止痛，止血生肌，收湿敛疮，清肺化痰。

【特点】①活血疗伤治跌打。②散瘀，收敛止血。③解毒敛疮生肌。

【应用】①跌扑伤痛。②外伤出血，吐血衄血。③疮疡不敛，湿疹，湿疮，牙疳，下疳，痔疮。④肺热咳嗽。

【注意】入煎剂宜布包。

刘寄奴

(《新修本草》)

奇蒿或白苞蒿的干燥地上部分。切段，生用。

【饮片特征要点】气芳香，味淡。以叶绿、花穗黄、香气浓郁者为佳。

【药性】苦，温。归心、肝、脾经。

【功效】散瘀止痛，疗伤止血，破血通经，消食化积。

【特点】性善行散，能活血散瘀，通经止痛，止血疗伤，为金创要药。

【应用】①跌打损伤，瘀滞肿痛，外伤出血。②血瘀经闭，产后瘀滞腹痛。③食积腹痛，赤白痢疾。

【注意】孕妇慎用。

四、破血消癥药

特点： ①药性强烈，能破血逐瘀而消癥积。②主治瘀血程度较重的癥瘕积聚。

莪 术

(《药性论》)

蓬莪术、广西莪术、温郁金的干燥根茎。后者习称"温莪术"。和郁金的植物来源基本相同。蒸或煮至透心，晒干，切片生用或醋制用。

【饮片特征要点】气微香，味微苦而辛。以质坚实、香气浓者为佳。

【药性】辛、苦，温。归肝、脾经。

【功效】破血行气，消积止痛。

【特点】破血逐瘀，行气止痛，多治癥瘕积聚。

【应用】①癥瘕痞块，瘀血经闭，胸痹心痛。②食积气滞，脘腹胀痛。

【注意】孕妇及月经过多者忌用。

三 棱

（《本草拾遗》）

黑三棱（水生植物）的干燥块茎。切片生用或醋炙后用。

【饮片特征要点】气微，味淡，嚼之微有麻辣感。以色黄白者为佳。

【药性】辛、苦，平。归肝、脾经。

【功效】破血行气，消积止痛。

【应用】与莪术相似，二者常相须为用。但三棱偏于破血，莪术偏于破气。

【注意】孕妇及月经过多者忌用。不宜与芒硝、玄明粉同用。

水 蛭

（《神农本草经》）

蚂蟥、水蛭或柳叶蚂蟥的干燥全体。生用，或用滑石粉烫后用。

【饮片特征要点】气微腥。以色黑褐者为佳。

【药性】咸、苦，平；有小毒。归肝经。

【功效】破血通经，逐瘀消癥。

【特点】破血逐瘀力强，多用于瘀滞重症。

【应用】①血瘀经闭，癥瘕痞块。②中风偏瘫，跌打损伤，瘀滞心腹疼痛。

【注意】孕妇及月经过多者禁用。

虻 虫

(《神农本草经》)

华广原虻、黄绿原虻、指角原虻或三重原虻等的雌虫干燥体。去翅、足，炒用。

【饮片特征要点】气臭，味苦咸。以个大、完整者为佳。

【药性】苦，微寒；有小毒。归肝经。

【功效】破血逐瘀，消癥散结。

【特点】活血作用比水蛭更加峻猛，但少用。

【应用】①血瘀经闭，癥瘕痞块。②跌打损伤，瘀滞肿痛。

【注意】孕妇禁用。体虚无瘀、腹泻者不宜使用。

斑 蝥

(《神农本草经》)

南方大斑蝥或黄黑小斑蝥的干燥体。生用，或与米拌炒至黄棕色取出，除去头、翅、足后用。

【饮片特征要点】有特殊的臭气。以个大、完整、色鲜明者为佳。

【药性】辛，热；有大毒。归肝、胃、肾经。

【功效】破血逐瘀，散结消癥，攻毒蚀疮。

【特点】①破血逐瘀力强，治癥瘕重症。②外用以毒攻毒，消肿散结。

【应用】①癥瘕，瘀滞经闭。②顽癣，赘疣，瘰疬，痈疽不溃，恶疮死肌。③本品外敷，有发泡作用，可作发泡疗法以治多种疾病，如面瘫、风湿痹痛等。

【注意】①内服，0.03～0.06g，炮制后多入丸散用。外用适量，研末或浸酒、醋，或制油膏涂敷患处，不宜大面积用。②大毒，内服宜慎，孕妇禁用。刺激皮肤、黏膜，不宜久敷和大面积使用。

穿山甲

(《名医别录》)

穿山甲的鳞甲。生用；或砂烫用，或砂烫后醋淬用，用时捣碎。砂烫后又称甲珠。

【饮片特征要点】气微腥，味淡。以片匀、半透明、不带皮肉者为佳。

【药性】咸，微寒。归肝、胃经。

【功效】活血消癥，通经下乳，消肿排脓，搜风通络。

【特点】①活血祛瘀，又消癥通经，多治血滞经闭，癥瘕。②性善走窜，能通达畅行气血而通经下乳，

第十二章 活血化瘀药

193

为治产后乳汁不下之要药。

【应用】①血滞经闭，癥瘕。②产后乳汁不通。③痈肿疮毒，瘰疬。④风湿痹痛，中风瘫痪，麻木拘挛。

【注意】①孕妇慎用。痈肿已溃者忌用。②现为国家一级保护动物，严禁入药。

第十三章　化痰止咳平喘药

1. 概念：凡以消除痰涎、治疗"痰证"为主要作用的药物均称为化痰药。以制止或减轻咳嗽和喘息为主要作用的药物称为止咳平喘药。

2. 作用及适应证：①化痰之功→痰多咳喘及癫痫、惊厥、肢体麻木、半身不遂、口眼㖞斜、瘿瘤、瘰疬等证。②止咳平喘之功→咳嗽气喘。

3. 分类：化痰药，分为温化寒痰药、清热化痰药，止咳平喘药。

一、温化寒痰药

特点：性温燥者，为温化寒痰药，有温肺祛痰、燥湿化痰之功，主治寒痰、湿痰证。

半　夏

（《神农本草经》）

半夏的干燥块茎。捣碎生用，或用生石灰、甘草制成法半夏，用生姜、白矾制成姜半夏，用白矾制成清半夏。

【饮片特征要点】气微，味辛辣、麻舌而刺喉。以皮净，色白，质坚实，粉性足者为佳。

【药性】辛，温；有毒。归脾、胃、肺经。

【功效】燥湿化痰，降逆止呕，消痞散结。

【特点】①辛温而燥，为燥湿化痰、温化寒痰之要药。②善降逆止呕。

【应用】①湿痰寒痰，咳喘痰多，痰饮眩悸，风痰眩晕，痰厥头痛。②胃气上逆，呕吐反胃。③胸脘痞闷，梅核气。④痈疽肿毒，瘰疬痰核，毒蛇咬伤。

【注意】①本品性温燥，阴虚燥咳、血证、热痰、燥痰应慎用。不宜与川乌、制川乌、草乌、制草乌、附子同用。生品内服宜慎。②法半夏长于燥湿化痰，主治痰多咳喘，痰饮眩悸，风痰眩晕，痰厥头痛；姜半夏长于温中化痰，降逆止呕，主治痰饮呕吐，胃脘痞满；清半夏长于燥湿化痰，主治湿痰咳嗽，胃脘痞满，痰涎凝聚，咯吐不出。

天南星

（《神农本草经》）

天南星、异叶天南星或东北天南星的干燥块茎。生用或用姜汁、白矾制过后用。

【饮片特征要点】气微辛，味麻辣。以个大、色白、粉性足者为佳。

【药性】苦、辛，温；有毒。归肺、肝、脾经。

【功效】燥湿化痰，祛风止痉，散结消肿。

【特点】①本品燥湿化痰之功优于半夏，祛痰较强，多治顽痰。②专走经络，善祛风痰而止痉。

【应用】①顽痰咳喘，胸膈胀闷。②风痰眩晕，中风痰壅，口眼㖞斜，半身不遂，癫痫，惊风，破伤风。③痈肿，瘰疬痰核，蛇虫咬伤。

【注意】孕妇忌用；生品内服宜慎。

白附子

(《中药志》)

独角莲的干燥块茎，又叫禹白附。用硫黄熏 1～2 次，晒干，或用白矾、生姜制后切片。古代用的白附子是毛茛科植物黄花乌头的干燥块根，又叫关白附，毒性大，现已较少应用。

【饮片特征要点】气微，味淡，麻辣刺舌。以个大、质坚实、色白、粉性足者为佳。

【药性】辛，温；有毒。归胃、肝经。

【功效】燥湿化痰，祛风定惊，止痛，解毒散结。

【特点】性善上行头目，又祛风痰而解痉。

【应用】①中风痰壅，口眼㖞斜，语言謇涩，惊风癫痫，破伤风。②痰厥头痛，偏正头痛。③瘰疬痰核，毒蛇咬伤。

【注意】孕妇慎用；生品内服宜慎。

芥 子

（《新修本草》）

白芥或芥的干燥成熟种子。前者习称"白芥子"，后者习称"黄芥子"。生用或炒用。

【饮片特征要点】气微，味辛辣。以粒大、饱满者为佳。

【药性】辛，温。归肺经。

【功效】温肺豁痰，利气散结，通络止痛。

【特点】辛温走散，利气机、通经络、化寒痰、逐饮邪，善治"皮里膜外之痰"。

【应用】①寒痰咳嗽、悬饮胸胁胀痛。②痰滞经络，关节麻木疼痛，痰湿流注，阴疽肿毒。

【注意】①本品辛温走散，耗气伤阴。久咳肺虚及阴虚火旺者忌用；消化道溃疡、出血及皮肤过敏者忌用。用量不宜过大，以免引起腹泻。不宜久煎。②白芥子油对皮肤黏膜有刺激作用，能引起充血、灼痛，甚至发泡，内服过量可引起呕吐、腹痛、腹泻。

皂 荚

（《神农本草经》）

皂荚的干燥成熟果实和不育果实。前者称大皂角，后者称猪牙皂，又称小皂荚。过去用来洗衣，为天然的洗洁剂。用时捣碎。

【饮片特征要点】大皂角气特异，有刺激性，味辛辣；猪牙皂气微，有刺激性，味先甜而后辣。以饱满、色紫褐、有光泽者为佳。

【药性】辛、咸，温；有小毒。归肺、大肠经。

【功效】祛痰开窍，散结消肿。

【特点】祛痰作用峻猛，多治顽痰壅盛之证。

【应用】①中风口噤，昏迷不醒，癫痫痰盛，关窍不通，痰阻喉痹。②顽痰喘咳，咳痰不爽。③大便燥结。④痈肿（外用）。

【注意】①走窜性极强，非顽痰实证体壮者不宜轻投。②1～1.5g，多入丸散。内服过量易引起呕吐、腹泻。孕妇及咳血、吐血者忌服。

旋覆花

(《神农本草经》)

旋覆花或欧亚旋覆花的干燥头状花序。植物又叫金沸草，花又叫金沸草花或金沸花。生用或蜜炙用。

【饮片特征要点】气微，味微苦。以朵大、色浅黄者为佳。

【药性】苦、辛、咸，微温。归肺、脾、胃、大肠经。

【功效】降气，消痰，行水，止呕。

【特点】主降气，既可降肺气而化痰，亦可降胃气而止呕逆。

【应用】①风寒咳嗽，痰饮蓄结，胸膈痞闷，喘咳痰多。②呕吐噫气，心下痞硬。

【注意】包煎。阴虚痨嗽、肺燥咳嗽者慎用。

白 前
《名医别录》

柳叶白前或芫花叶白前的干燥根茎及根。生用或蜜炙用。

【饮片特征要点】气微，味微甜。以色黄白者为佳。

【药性】辛、苦，微温。归肺经。

【功效】降气，祛痰，止咳。

【特点】长于祛痰，降肺气以平咳喘。

【应用】肺气壅实，咳嗽痰多，胸满喘急。

猫爪草
《中药材手册》

小毛茛的干燥块根。

【饮片特征要点】气微，味微甘。以色黄褐，质坚实者为佳。

【药性】甘、辛，温。归肝、肺经。

【功效】化痰散结，解毒消肿。

【特点】化痰浊，散郁结，多治痰火郁结之瘰疬痰核。

【应用】①瘰疬痰核。②疔疮肿毒，蛇虫咬伤。

二、清化热痰药

特点：性寒凉者，为清化热痰药，有清热化痰之功，主治热痰证。

川贝母

（《神农本草经》）

川贝母、暗紫贝母、甘肃贝母、梭砂贝母、太白贝母或瓦布贝母的干燥鳞茎。按性状不同分别习称"松贝""青贝""炉贝"和"栽培品"。

【饮片特征要点】气微，味微苦。以整齐、色白、粉性足者为佳。

【药性】苦、甘，微寒。归肺、心经。

【功效】清热润肺，化痰止咳，散结消痈。

【特点】味甘质润，尤宜久咳。

【应用】①肺热燥咳，干咳少痰，阴虚痨嗽，痰中带血。②瘰疬，疮毒，乳痈，肺痈。

【注意】反乌头。

第十三章　化痰止咳平喘药

浙贝母

《轩岐救正论》

浙贝母的干燥鳞茎。大者除去芯芽，习称"大贝"；小者不去芯芽，习称"珠贝"。切厚片或打成碎块。

【饮片特征要点】气微，味微苦。以切面白色，粉性足者为佳。

【药性】苦，寒。归肺、心经。

【功效】清热化痰止咳，解毒散结消痈。

【特点】功偏苦泄，清热散结力强。

【应用】①风热咳嗽，痰火咳嗽。②瘰疬、瘿瘤，疮毒，肺痈，乳痈。

【注意】反乌头。

瓜 蒌

《神农本草经》

栝楼或双边栝楼的干燥成熟果实。与天花粉来源于同一植物。

【饮片特征要点】具焦糖气，味微酸、甜。以皮厚，皱缩，糖性足者为佳。

【药性】甘、微苦，寒。归肺、胃、大肠经。

【功效】清热涤痰，宽胸散结，润燥滑肠。

【特点】既能清热化痰，亦能理气宽胸散结。

【应用】①肺热咳嗽，痰浊黄稠。②胸痹心痛，结胸痞满。③肺痈，肠痈，乳痈。④大便秘结。

【注意】反乌头。

竹 茹

（《本草经集注》）

青秆竹、大头典竹或淡竹的茎秆的干燥中间层。生用或姜汁炙用。

【饮片特征要点】气微，味淡。以色绿、丝细均匀、质柔软、有弹性者为佳。

【药性】甘，微寒。归肺、胃、心、胆经。

【功效】清热化痰，除烦，止呕。

【特点】长于清心除烦，多用治痰热扰心的心烦失眠；并能清胃止呕，用治胃热呕逆。

【应用】①痰热咳嗽，胆火夹痰，惊悸不宁，心烦失眠。②中风痰迷，舌强不语。③胃热呕吐，妊娠恶阻，胎动不安。

【注意】生用偏于清化热痰，姜汁炙用偏于和胃止呕。

竹 沥

（《名医别录》）

来源同竹茹。系新鲜淡竹和青秆竹等竹秆经火烤灼而流出的淡黄色澄清液汁。

【饮片特征要点】具竹香气，味微甜。以色泽透明者为佳。

【药性】甘，寒。归心、肺、肝经。

【功效】清热豁痰，定惊利窍。

【特点】清热涤痰力强，惊痫中风，肺热顽痰胶结难咯者多用。

【应用】①痰热咳喘。②中风痰迷，惊痫癫狂。

【注意】冲服。寒痰及便溏者忌用。

天竺黄

（《蜀本草》）

青皮竹或华思劳竹等秆内分泌液干燥后的块状物。

【饮片特征要点】气微，味淡。以块大、色灰白、质硬而脆、吸湿性强者为佳。

【药性】甘，寒。归心、肝经。

【功效】清热豁痰，清心定惊。

【特点】化痰之力较缓，但清心定惊之功较好，多用于小儿惊风，热病神昏抽搐。

【应用】①热病神昏，中风痰迷。②小儿痰热惊痫、抽搐、夜啼。

前 胡

(《雷公炮炙论》)

白花前胡或紫花前胡的干燥根。生用或蜜炙用。常与柴胡合称"二胡"。

【饮片特征要点】气芳香，味微苦、辛。以切面淡黄白色、香气浓者为佳。

【药性】苦、辛，微寒。归肺经。

【功效】降气化痰，散风清热。

【特点】①降气化痰之功同白前。②又可发散风寒，宜用于外感风热兼有咳喘痰多。

【应用】①痰热咳喘，咯痰黄稠。②风热咳嗽痰多。

桔 梗

(《神农本草经》)

桔梗的干燥根。

【饮片特征要点】气微，味微甜后苦。以色白、味苦者为佳。

【药性】苦、辛，平。归肺经。

【功效】宣肺，祛痰，利咽，排脓。

【特点】①辛散苦泄，宣开肺气，化痰利气。②性善上行，可利肺气，排脓痰。

【应用】①咳嗽痰多，咯痰不爽，胸闷不畅。②咽痛音哑。③肺痈吐脓。

【注意】气机上逆，呕吐、呛咳、眩晕、阴虚火旺咳血等不宜用。量大易致恶心呕吐。

胖大海

（《本草纲目拾遗》）

胖大海的干燥成熟种子。

【饮片特征要点】气微，味淡，嚼之有黏性。以个大、棕色、表面有细皱纹及光泽、无破皮者为佳。

【药性】甘，寒。归肺、大肠经。

【功效】清热润肺，利咽开音，润肠通便。

【特点】功善利咽喉，润肺开音。

【应用】①肺热声哑，咽喉干痛，干咳无痰。②热结便秘，头痛目赤。

海藻

（《神农本草经》）

海蒿子或羊栖菜的干燥藻体。前者习称"大叶海藻"；后者习称"小叶海藻"。

【饮片特征要点】气腥，味微咸。以色黑褐、白霜少者为佳。

【药性】苦、咸，寒。归肝、胃、肾经。

【功效】消痰软坚散结，利水消肿。

【特点】味咸，功善软坚散结。

【应用】①瘿瘤，瘰疬，睾丸肿痛。②痰饮水肿。

【注意】不与甘草同用。

昆 布

(《名医别录》)

海带或昆布的干燥叶状体。

【饮片特征要点】气腥，味咸。以色黑褐、体厚者为佳。

【药性】咸，寒。归肝、胃、肾经。

【功效】消痰软坚散结，利水消肿。

【特点】与海藻相似，唯力稍强。

【应用】①瘿瘤，瘰疬，睾丸肿痛。②痰饮水肿。

黄药子

(《滇南本草》)

黄独的干燥块茎。

【饮片特征要点】气微，味苦。以片大、外皮色棕褐、切面色黄者为佳。

【药性】苦，寒；有毒。归肺、肝、心经。

【功效】化痰散结消瘿，清热凉血解毒。

【特点】功擅化痰软坚，散结消瘿，为治痰火互结之瘿瘤要药。

【应用】①瘿瘤。②疮疡肿毒，咽喉肿痛，毒蛇咬伤。

【注意】有毒，不宜过量、久服。脾胃虚弱、肝肾功能损害者慎用。

海蛤壳

(《神农本草经》)

文蛤或青蛤的贝壳。碾碎或水飞，生用，或取净海蛤壳煅用。

【饮片特征要点】气微，味淡。以光滑、断面有层纹者为佳。

【药性】苦、咸，寒。归肺、肾、胃经。

【功效】清热化痰，软坚散结，制酸止痛；外用收湿敛疮。

【特点】①清热化痰，又软坚。②可制酸止痛。

【应用】①痰火咳嗽，胸胁疼痛，痰中带血。②瘰疬，瘿瘤，痰核。③胃痛吞酸。④湿疹，烧烫伤。

【注意】先煎，蛤粉包煎。

海浮石

(《本草拾遗》)

脊突苔虫或瘤苔虫的骨骼，俗称石花；或火山喷出的岩浆形成的多孔状石块，又称浮海石。

【饮片特征要点】气微，味微咸。以体轻、色灰白者为佳。

【药性】咸，寒。归肺、肾经。

【功效】清肺化痰，软坚散结，利尿通淋。

【特点】清化老痰胶结为其所长。

【应用】①痰热咳喘。②瘰疬，瘿瘤。③血淋，石淋。

【注意】入汤剂需打碎先煎。

瓦楞子

（《本草备要》）

毛蚶、泥蚶或魁蚶的贝壳。碾碎，生用或煅用。

【饮片特征要点】气微，味淡。以放射肋线明显者为佳。

【药性】咸，平。归肺、胃、肝经。

【功效】消痰化瘀，软坚散结，制酸止痛。

【特点】①善消顽痰。②煅用制酸止痛。

【应用】①顽痰胶结，黏稠难咯。②瘿瘤，瘰疬。③癥瘕痞块。④胃痛泛酸。

【注意】入汤剂需打碎先煎。消痰化瘀、软坚散结宜生用，制酸止痛宜煅用。

礞 石

（《嘉祐本草》）

黑云母片岩或绿泥石化云母碳酸盐片岩，或蛭石片岩或水黑云母片岩。前者药材称青礞石；后者药材称金礞石。砸成小块，生用或煅用。

【饮片特征要点】气微，味淡。青礞石以色黑绿，断面有星点者为佳；金礞石以色金黄、无杂质者为佳。

【药性】甘、咸，平。归肺、心、肝经。

【功效】坠痰下气，平肝镇惊。

【特点】善于下气消痰，以治顽痰，老痰胶结，痰壅难咯者。

【应用】①顽痰胶结，咳逆喘急。②癫痫发狂，烦躁胸闷，惊风抽搐。

【注意】①多入丸散服，煎汤布包先煎。②非痰热内结不化之实证不宜使用。脾虚胃弱、小儿慢惊忌用。孕妇慎用。

三、止咳平喘药

特点： 有止咳平喘之功，用于各种原因引起的咳嗽气喘。

苦杏仁

（《神农本草经》）

山杏、西伯利亚杏、东北杏或杏的干燥成熟种子。生用，或照焯法去皮用，或炒用，用时捣碎。

【饮片特征要点】气微，味苦。以颗粒均匀、饱满、完整、味苦者为佳。

【药性】苦，微温；有小毒。归肺、大肠经。

【功效】降气止咳平喘，润肠通便。

【特点】味苦降气，兼有宣肺之功，为治咳喘之要药。

【应用】①咳嗽气喘，胸满痰多。②肠燥便秘。

【注意】①生品入煎剂宜后下。②内服不宜过量，以免中毒。大便溏泻者及婴儿慎用。

紫苏子
(《本草经集注》)

紫苏的干燥成熟果实。生用或微炒，用时捣碎。与紫苏叶和紫苏梗来源于同一植物。

【饮片特征要点】压碎有香气，味微辛。以粒饱满、色灰棕、油性足者为佳。

【药性】辛，温。归肺、大肠经。

【功效】降气化痰，止咳平喘，润肠通便。

【特点】长于降肺气，化痰涎而止咳平喘。

【应用】①痰壅气逆，咳嗽气喘。②肠燥便秘。

【注意】脾虚便溏者慎用。

百 部
(《名医别录》)

直立百部、蔓生百部或对叶百部的干燥块根。"百"指块根数量多，"部"指块根数量像一支部队，故得名。生用或蜜炙用。

【饮片特征要点】气微，味甘、苦。以质坚实、断面角质样者为佳。

【药性】甘、苦，微温。归肺经。

【功效】润肺下气止咳，杀虫灭虱。

【特点】炙用功专润肺，善治久咳。

【应用】①新久咳嗽、肺痨咳嗽，顿咳。②头虱，体虱，疥癣，蛲虫病，阴痒。

【注意】久咳宜蜜炙用，杀虫灭虱宜生用。

紫 菀

《神农本草经》

紫菀的干燥根及根茎。生用或蜜炙用。

【饮片特征要点】气微香，味甜、微苦。以色紫、质柔韧者为佳。

【药性】辛、苦，温。归肺经。

【功效】润肺下气，化痰止咳。

【特点】长于润肺化痰。

【应用】痰多喘咳，新久咳嗽，劳嗽咳血。

【注意】外感暴咳宜生用，肺虚久咳蜜炙用。

款冬花

《神农本草经》

款冬的干燥花蕾。因为这种植物冬季开花，所以叫"冬花"，"款"是到达的意思。生用或蜜炙用。

【饮片特征要点】气香，味微苦而辛。以朵大、色紫红、无花梗者为佳。

【药性】辛、微苦，温。归肺经。

【功效】润肺下气，止咳化痰。

【特点】长于止咳，兼可化痰。常与紫菀同用。

【应用】新久咳嗽，喘咳痰多，劳嗽咳血。

【注意】外感暴咳宜生用，肺虚久咳蜜炙用。

马兜铃

（《药性论》）

北马兜铃或马兜铃的干燥成熟果实。晒干，生用或蜜炙用。

【饮片特征要点】气特异，味微苦。以色黄绿、种子充实者为佳。

【药性】苦，微寒。归肺、大肠经。

【功效】清肺降气，止咳平喘，清肠消痔。

【特点】善降肺气，清痰火而止咳平喘。

【应用】①肺热咳喘，痰中带血。②肠热痔血，痔疮肿痛。

【注意】①肺虚久咳蜜炙用，其余生用。②本品含马兜铃酸，长期、大量服用可引起肾脏损害等不良反应。③儿童、老人慎用；孕妇、婴幼儿及肾功能不全者禁用。

枇杷叶

（《名医别录》）

枇杷的干燥叶。去毛，切丝，生用或蜜炙用。

【饮片特征要点】气微，味微苦。以色灰绿者为佳。

【药性】苦，微寒。归肺、胃经。

【功效】清肺止咳，降逆止呕。

【特点】苦寒能清，既清肺热又清胃热。

【应用】①肺热咳嗽，气逆喘急。②胃热呕吐，哕逆，烦热口渴。

【注意】止咳宜蜜炙用，止呕宜生用。

桑白皮

（《神农本草经》）

桑的干燥根皮。晒干，切丝，生用或蜜炙用。

【饮片特征要点】气微，味微甘。以色白、皮厚、质柔韧、粉性足者为佳。

【药性】甘，寒。归肺经。

【功效】泻肺平喘，利水消肿。

【特点】能泻肺实（火、水），而平喘咳，消水肿。

【应用】①肺热喘咳。②水肿胀满尿少，面目肌肤浮肿。

另外，清肝降压、止血，用于肝阳肝火偏旺之高血压病及衄血、咳血。

【注意】泻肺利水、平肝清火宜生用；肺虚有热咳喘宜蜜炙用。

葶苈子

(《神农本草经》)

播娘蒿或独行菜的干燥成熟种子。前者习称"南葶苈子"，后者习称"北葶苈子"。生用或炒用。

【饮片特征要点】南葶苈子气微，味微辛、苦，略带黏性；北葶苈子味微辛辣，黏性较强。以粒充实、棕色者为佳。

【药性】辛、苦，大寒。归肺、膀胱经。

【功效】泻肺平喘，行水消肿。

【特点】①作用峻猛，苦降辛散，性寒清热，专泻肺中水饮及痰火。②泻肺气之壅闭而通调水道、利水消肿。

【应用】①痰涎壅肺，喘咳痰多，胸胁胀满，不得平卧。②水肿，胸腹积水，小便不利。

【注意】包煎。

白　果

(《日用本草》)

银杏的干燥成熟种子。又叫银杏。除去硬壳，生用或炒用。

【饮片特征要点】气微，味甘、微苦。以粒大、种仁饱满、断面色淡黄者为佳。

【药性】甘、苦、涩，平；有毒。归肺、肾经。

【功效】敛肺定喘，收涩止带，缩尿。

【特点】性涩敛肺定喘，亦可化痰。

【应用】①喘咳气逆，痰多。②带下，白浊，遗尿尿频。

【注意】生食有毒，不可多用。

矮地茶

(《本草图经》)

紫金牛的干燥全草，又名紫金牛。

【饮片特征要点】气微，味微涩。以茎色红棕、叶色绿者为佳。

【药性】辛、微苦，平。归肺、肝经。

【功效】化痰止咳，清利湿热，活血化瘀。

【特点】长于止咳祛痰，兼可平喘。

【应用】①新久咳嗽，喘满痰多。②湿热黄疸。③瘀阻经闭，风湿痹痛，跌打损伤。

洋金花

(《本草纲目》)

白花曼陀罗的干燥花。又叫曼陀罗花。

【饮片特征要点】晒干品质脆，气微，味微苦；烘干品质柔韧，气特异。以朵大、黄棕色、不破碎者为佳。

【药性】辛，温；有毒。归肺、肝经。

【功效】平喘止咳，解痉定痛。

【特点】①止咳平喘力强，适宜喘咳无痰者。②毒性大，麻醉止痛解痉作用好。

【应用】①哮喘咳嗽。②小儿慢惊，癫痫。③脘腹冷痛，风湿痹痛。④外科麻醉。

【注意】①内服，0.3 ～ 0.6g，宜入丸、散；亦可作卷烟分次燃吸（1 日用量不超过 1.5g）。外用适量。②孕妇、外感及痰热咳喘、青光眼、高血压、心动过速者禁用。

‖ 第十四章　安神药 ‖

1. 概念： 凡以安神定志为主要作用的药物均称为安神药。

2. 作用及适应证： ①重镇安神→惊悸、失眠、健忘、多梦及惊风、癫痫、癫狂等证。②养心安神→虚烦不眠、心悸怔忡。

3. 分类： 重镇安神药、养心安神药。

一、重镇安神药

特点： ①多具有质重沉降之性。②可重镇安神定惊，用于心火炽盛、痰火扰心所致的心悸、失眠及惊痫、癫狂等证。③部分药物尚能平肝潜阳，用于肝阳上亢的头晕目眩。

朱　砂

（《神农本草经》）

硫化物类矿物辰砂族辰砂，主含硫化汞（HgS）。又称丹砂、辰砂。

【饮片特征要点】 气微，味淡。以色鲜红、有光泽、无杂质者为佳。

【药性】甘，微寒；有毒。归心经。

【功效】清心镇惊，安神，明目，解毒。

【特点】①既能重镇安神，又能清心热。②有清热解毒作用。

【应用】①心神不宁，心悸易惊，失眠多梦。②癫痫发狂，小儿惊风。③视物昏花。④口疮，喉痹，疮疡肿毒。

【注意】①每次 0.1～0.5g。多入丸散服，不宜入煎剂。②本品有毒，不宜大量服用，也不宜少量久服；孕妇及肝功能不全者禁用。③忌火煅，宜水飞入药。

磁 石

《神农本草经》

氧化物类矿物尖晶石族磁铁矿的矿石。主含四氧化三铁（Fe_3O_4）。生用或火煅醋淬用。

【饮片特征要点】具磁性，有土腥气，味淡。以色灰黑、有光泽、能吸铁者为佳。

【药性】咸，寒。归心、肝、肾经。

【功效】镇惊安神，平肝潜阳，聪耳明目，纳气平喘。

【特点】平肝潜阳，清肝火，兼益肝肾之阴。

【应用】①心神不宁，惊悸，失眠。②肝阳上亢，

第十四章 安神药

头晕目眩。③视物昏花，耳鸣耳聋。④肾虚气喘。

【注意】①先煎。镇惊安神、平肝潜阳宜生用，聪耳明目，纳气平喘宜醋淬后用。②因吞服后不易消化，如入丸散，不可多服。脾胃虚弱者慎用。

龙 骨

(《神农本草经》)

古代哺乳动物如三趾马类、犀类、鹿类、牛类、象类等骨骼的化石或象类门齿的化石。生用或煅用。

【饮片特征要点】无臭，无味。以质硬、色白、吸湿力强者为佳。

【药性】甘、涩，平。归心、肝、肾经。

【功效】镇惊安神，平肝潜阳，收敛固涩。

【特点】①具有镇惊安神之功，为重镇安神要药。②较强的平肝潜阳作用。③味涩，煅用有收敛固涩的功效。

【应用】①心神不宁，心悸失眠，惊痫癫狂。②肝阳上亢，头晕目眩。③正虚滑脱诸证。④湿疮痒疹，疮疡久溃不敛。

【注意】①先煎。外用适量。镇惊安神、平肝潜阳生用，收敛固涩宜煅用。②湿热积滞者不宜使用。

琥 珀

（《名医别录》）

古松科松属植物的树脂埋藏地下经年久转化而成的化石样物质。用时捣碎，研成细粉用。

【饮片特征要点】气微，味淡。以色红、明亮、块整齐、质松脆、易碎者为佳。

【药性】甘，平。归心、肝、膀胱经。

【功效】镇惊安神，活血散瘀，利尿通淋。

【特点】活血化瘀，疏通心脉，宁心安神。

【应用】①心神不宁，心悸失眠，惊风，癫痫。②血滞经闭痛经，心腹刺痛，癥瘕积聚。③淋证，癃闭。

【注意】不入煎剂。研末冲服，或入丸散，每次1.5～3g。

二、养心安神药

特点：具有甘润滋养之性，故有滋养心肝、养肝补血、交通心肾等作用。用于阴血不足，心脾两虚、心肾不交等导致的心悸、怔忡、虚烦不眠，健忘多梦等证。

酸枣仁

（《神农本草经》）

酸枣的干燥成熟种子。生用或炒用，用时打碎。

【饮片特征要点】气微，味淡。以粒大、饱满、外皮紫红色者为佳。

【药性】甘、酸，平。归肝、胆、心经。

【功效】养心补肝，宁心安神，敛汗，生津。

【特点】①具有养心阴、益肝血而安神之效。②味酸，可收敛止汗。

【应用】①虚烦不眠，惊悸多梦。②体虚多汗。③津伤口渴。

柏子仁

(《神农本草经》)

侧柏的干燥成熟种仁。生用或制霜用。与侧柏叶来源于同一植物。

【饮片特征要点】气微香，味淡。以粒饱满、色黄白、油性大者为佳。

【药性】甘，平。归心、肾、大肠经。

【功效】养心安神，润肠通便，止汗。

【特点】①甘润，有养心安神之效。②滑润大肠，有通便之效。

【应用】①阴血不足，虚烦失眠，心悸怔忡。②肠燥便秘。③阴虚盗汗。

【注意】便溏及多痰者慎用。

灵 芝

(《神农本草经》)

真菌赤芝或紫芝的干燥子实体。

【饮片特征要点】气微香，味苦涩。以子实体粗壮、肥厚、皮壳具光泽者为佳。

【药性】甘，平。归心、肺、肝、肾经。

【功效】补气安神，止咳平喘。

【特点】补心血、益心气、安心神，宜用于心血不足之心神不宁。

【应用】①心神不宁，失眠心悸。②肺虚咳喘。③虚劳短气，不思饮食。

首乌藤

(《何首乌传》)

何首乌的干燥藤茎。又叫夜交藤。

【饮片特征要点】气微，味微苦涩。以外皮紫褐色者为佳。

【药性】甘，平。归心、肝经。

【功效】养血安神，祛风通络。

【特点】①补养阴血，养心安神，宜用于阴虚血少之失眠多梦。②养血祛风通络。

【应用】①失眠多梦。②血虚身痛，风湿痹痛。③皮肤瘙痒。

第十四章 安神药

合欢皮

(《神农本草经》)

合欢的干燥树皮。这种树的叶片晚上闭合，早上伸展开，所以叫"合欢"。

【饮片特征要点】气微香，味淡、微涩、稍刺舌，食后喉头有不适感。以皮细嫩、皮孔明显者为佳。

【药性】甘、平。归心、肝、肺经。

【功效】解郁安神，活血消肿。

【特点】善于疏肝解郁，悦心安神。

【应用】①心神不安，忿怒忧郁，失眠多梦。②肺痈，疮肿。③跌扑伤痛。

【注意】孕妇慎用。

远 志

(《神农本草经》)

远志或卵叶远志的干燥根。生用或炙用。

【饮片特征要点】气微，味苦、微辛，嚼之有刺喉感。以色灰黄、肉厚、去净木心者为佳。

【药性】苦、辛，温。归心、肾、肺经。

【功效】安神益智，交通心肾，祛痰开窍，消散痈肿。

【特点】①既能开心气而宁神，又能通肾气而强志不忘，是交通心肾、安神定志之佳品。②能祛痰利心窍。

【应用】①心肾不交引起的失眠多梦、健忘惊悸、神志恍惚。②癫痫惊狂。③咳痰不爽。④疮痈肿毒，乳房肿痛。

【注意】胃溃疡及胃炎患者慎用。

第十四章 安神药

第十五章　平肝息风药

1. 概念： 凡以平肝潜阳、息风止痉为主要作用，主治肝阳上亢或肝风内动病证的药物均为平肝息风药。

2. 作用及适应证： ①平肝潜阳→肝阳上亢的头晕目眩。②息风止痉→肝风内动，惊痫抽搐。

3. 分类： 平抑肝阳药、息风止痉药。

一、平抑肝阳药

特点：

①大多具有咸寒之性。②具有平肝潜阳之功效。③主治肝阳上亢的头晕目眩、头痛、耳鸣和肝火上攻之面红目赤、头痛头昏、烦躁易怒等证。

石决明

（《名医别录》）

杂色鲍、皱纹盘鲍、羊鲍、澳洲鲍、耳鲍或白鲍的贝壳。生用或煅用，用时打碎。常与决明子（草决明）合称为"二决明"。

【饮片特征要点】 气微，味微咸。以内面具有珍珠样光彩者为佳。

【药性】咸，寒。归肝经。

【功效】平肝潜阳，清肝明目。

【特点】①具有平肝阳、清肝热之功，为凉肝、平肝之要药。②能清肝火而明目退翳，为治目疾之常用药。

【应用】①肝阳上亢，头痛眩晕。②目赤翳障，视物昏花，青盲雀目。

【注意】①先煎。平肝、清肝宜生用，外用点眼宜煅用、水飞。②脾胃虚寒，食少便溏者慎用。

珍珠母

（《本草图经》）

三角帆蚌、褶纹冠蚌或珍珠贝科动物马氏珍珠贝的贝壳。生用或煅用。用时打碎。

【饮片特征要点】气微腥，味淡。质坚硬，具光泽。

【药性】咸，寒。归肝、心经。

【功效】平肝潜阳，安神定惊，明目退翳。

【特点】①长于清肝明目，平肝潜阳。②质较重，重镇安神，兼入心肝两经。

【应用】①肝阳上亢，头痛眩晕。②心神不宁，惊悸失眠。③目赤翳障，视物昏花。④湿疮瘙痒，溃疡久不收口，口疮等症（外用）。

【注意】先煎；本品属性寒镇降之品，故脾胃虚寒及孕妇慎用。

牡　蛎

（《神农本草经》）

长牡蛎、大连湾牡蛎或近江牡蛎的贝壳。生用或煅用。用时打碎。

【饮片特征要点】气微，味微咸。以质坚硬、内面光洁、色白者为佳。

【药性】咸，微寒。归肝、胆、肾经。

【功效】潜阳补阴，重镇安神，软坚散结，收敛固涩，制酸止痛。

【特点】①咸寒质重，具有平肝潜阳作用。②味咸能软坚散结；味涩能收敛固涩。

【应用】①肝阳上亢，眩晕耳鸣。②心神不宁，惊悸失眠。③瘰疬痰核，癥瘕痞块。④自汗盗汗，遗精滑精，崩漏带下。⑤胃痛吞酸。

【注意】①宜打碎先煎。②潜阳补阴、重镇安神、软坚散结生用；收敛固涩、制酸止痛煅用。

紫贝齿

(《新修本草》)

蛇首眼球贝、山猫眼宝贝或阿纹绶贝等的贝壳。生用或煅用，用时打碎或研成细粉。

【饮片特征要点】气微，味淡。以壳厚、有光泽者为佳。

【药性】咸，平。归肝经。

【功效】平肝潜阳，镇惊安神，清肝明目。

【特点】与珍珠母类似。

【应用】①肝阳上亢，头晕目眩。②惊悸失眠。③目赤翳障，目昏眼花。

【注意】先煎，或入丸散剂；脾胃虚弱者慎用。

代赭石

(《神农本草经》)

氧化物类矿物刚玉族赤铁矿的矿石。主含三氧化二铁。打碎生用或火煅醋淬研粉用。

【饮片特征要点】气微、味淡。以色棕红、断面呈层叠状、有钉头者为佳。

【药性】苦，寒。归肝、心、肺、胃经。

【功效】平肝潜阳，重镇降逆，凉血止血。

【特点】①质重沉降而长于镇潜肝阳，味苦寒，又清降肝火。②重镇降逆，降胃气而止呕，降肺气而平喘。③苦寒，能凉血止血。

【应用】①肝阳上亢，眩晕耳鸣。②呕吐，噫气，呃逆。③气逆喘息。④血热吐血衄血，崩漏下血。

【注意】①宜打碎先煎；平肝潜阳、重镇降逆宜生用，止血宜煅用。②脾胃虚寒，食少便溏者慎用，孕妇慎用。

刺蒺藜

(《神农本草经》)

蒺藜的干燥成熟果实。也叫白蒺藜、蒺藜。生用或炒用。

【饮片特征要点】气微，味苦、辛。以饱满坚实、色黄绿者为佳。

【药性】辛、苦，平；有小毒。归肝经。

【功效】平肝解郁，活血祛风，明目，止痒。

【特点】①质轻，平肝阳，疏肝气。②疏风热，祛风明目，止痒，利咽喉。

【应用】①肝阳上亢，头痛眩晕。②肝郁气滞，胸胁胀痛，乳闭胀痛。③风热上攻，目赤翳障。④风疹瘙痒，白癜风。

【注意】孕妇慎用。

罗布麻叶

(《救荒本草》)

罗布麻的干燥叶。

【饮片特征要点】气微，味淡。以色绿、叶片完整、无灰屑者为佳。

【药性】甘、苦，凉。归肝经。

【功效】平肝安神，清热利水。

【特点】长于平肝清热，降血压。

【应用】①肝阳眩晕，心悸失眠。②浮肿尿少。

二、息风止痉药

特点：①入肝经，以息肝风、止痉挛抽搐为主要功效。②适用于温热病热极动风、肝阳化风及血虚生风等所致眩晕欲仆、痉挛抽搐等证。

羚羊角

(《神农本草经》)

赛加羚羊的角。用时镑成薄片锉末或磨汁。

【饮片特征要点】气微，味淡。以质嫩、光润者为佳。

【药性】咸，寒。归肝、心经。

【功效】平肝息风，清肝明目，清热解毒。

【特点】①性寒，清热力强，有清肝热、息肝风作用，是治疗肝风内动、惊痫抽搐之要药。②有清热泻火解毒之效。

【应用】①肝风内动，惊痫抽搐，妊娠子痫，高热痉厥，癫痫发狂。②肝阳上亢，头痛眩晕。③肝火上炎，目赤翳障。④温热病壮热神昏，温毒发斑。⑤痈肿疮毒。

【注意】①煎服，1～3g，宜另煎2小时以上；磨汁或研粉服，每次0.3～0.6g。②本品性寒，脾虚慢惊者忌用。

牛 黄

（《神农本草经》）

黄牛的干燥胆结石。研极细粉末用。

【饮片特征要点】气清香，味苦而后甘，有清凉感，嚼之易碎，不粘牙。以完整、色棕黄、质松脆、断面层纹清晰而细腻者为佳。

【药性】苦，凉。归心、肝经。

【功效】凉肝息风，清心豁痰，开窍醒神，清热解毒。

【特点】①有凉肝、息风止痉作用。②能清心热、豁痰、开窍醒神。③另清热解毒力强。

【应用】①温热病及小儿急惊风，惊痫抽搐，癫痫发狂。②热病神昏，中风痰迷。③咽喉肿痛，口舌生疮，痈肿疔疮。

【注意】非实热证不宜使用，孕妇慎用。

珍　珠

（《日华子本草》）

马氏珍珠贝、蚌科动物三角帆蚌或褶纹冠蚌等双壳类动物受刺激形成的珍珠。碾细，水飞制成最细粉用。

【饮片特征要点】气微，味淡。以粒大个圆、色白光亮、破开面有层纹、无硬核者为佳。

【药性】甘、咸，寒。归心、肝经。

【功效】安神定惊，明目消翳，解毒生肌，润肤祛斑。

【特点】①善清心、肝之热而定惊止痉。②质重可镇怯而安神定惊。③生肌祛斑，润肌肤。

【应用】①惊悸失眠。②惊风癫痫。③目赤翳障。④口舌生疮，咽喉溃烂，疮疡不敛。⑤皮肤色斑。

【注意】0.1～0.3g，多入丸散用。外用适量。

钩　藤

（《名医别录》）

钩藤、大叶钩藤、毛钩藤、华钩藤或无柄果钩藤的干燥带钩茎枝。

【饮片特征要点】气微，味淡。以茎细、双钩、光滑、色紫红者为佳。

【药性】甘，凉。归肝、心包经。

【功效】息风定惊，清热平肝。

【特点】①甘而微寒，有和缓的息风止痉作用。为治肝风内动、惊痫抽搐之常用药。②清肝热又平肝阳。

【应用】①肝风内动，惊痫抽搐，高热惊厥。②头痛眩晕。③感冒夹惊，小儿惊啼。

【注意】煎服，3～12g，后下（因为有效成分煎15分钟左右就开始分解破坏）。

天 麻

《神农本草经》

天麻的干燥块茎。古代也称其为"赤箭"。天麻和密环菌处于一种共生状态。

【饮片特征要点】气微，味甘，久嚼有黏性。以色黄白、角质样、切面半透明者为佳。

【药性】甘，平。归肝经。

【功效】息风止痉，平抑肝阳，祛风通络。

【特点】①息风止痉药力平和，可治各种病因之肝风内动、惊痫抽搐。②既息肝风又平肝阳，为止眩晕之良药。③另具有祛风通络作用。

【应用】①小儿惊风，癫痫抽搐，破伤风。②肝阳上亢，头痛眩晕。③手足不遂，肢体麻木，风湿痹痛。

地　龙

（《神农本草经》）

参环毛蚓、通俗环毛蚓、威廉环毛蚓或栉盲环毛蚓的全虫干燥体。前一种习称"广地龙"，后三种习称"沪地龙"。生用或鲜用。

【饮片特征要点】气腥，味微咸。以条宽、肉厚者为佳。

【药性】咸，寒。归肝、脾、膀胱经。

【功效】清热定惊，通络，平喘，利尿。

【特点】①具有清热、息风、定惊之功效。②长于通经活络。③清肺热而平喘，清热结而利水道。

【应用】①高热神昏，惊痫抽搐，癫狂。②关节痹痛，肢体麻木，半身不遂。③肺热喘咳。④湿热水肿，小便不利或尿闭不通。⑤另外，本品有降压作用，用于肝阳上亢型高血压病。

全　蝎

（《蜀本草》）

东亚钳蝎的干燥体。

【饮片特征要点】气微腥，味咸。以完整、色黄褐、盐霜少者为佳。

【药性】辛，平；有毒。归肝经。

【功效】息风镇痉，通络止痛，攻毒散结。

【特点】有散结攻毒之效，另长于通络止痛。

【应用】①肝风内动，痉挛抽搐，小儿惊风，中风口㖞，半身不遂，破伤风。②风湿顽痹，偏正头痛。③疮疡，瘰疬。

【注意】本品有毒，用量不宜过大，孕妇禁用。

蜈 蚣

（《神农本草经》）

少棘巨蜈蚣的干燥体。

【饮片特征要点】气微腥，有特殊刺鼻的臭气，味辛、微咸。以条宽、腹干瘪者为佳。

【药性】辛，温；有毒。归肝经。

【功效】息风镇痉，通络止痛，攻毒散结。

【特点】①行善走窜，有比全蝎更强的息内风、通经络的作用。②长于通络止痛。

【应用】①肝风内动，痉挛抽搐，小儿惊风，中风口㖞，半身不遂，破伤风。②风湿顽痹，顽固性偏正头痛。③疮疡，瘰疬，蛇虫咬伤。

【注意】本品有毒，用量不宜过大。孕妇禁用。

僵　蚕

(《神农本草经》)

家蚕的幼虫在未吐丝前，因感染白僵菌而发病致死的干燥体。生用或炒用。

【饮片特征要点】气微腥，味微咸。以肥壮、质硬、色白、断面明亮者为佳。

【药性】咸、辛，平。归肝、肺、胃经。

【功效】息风止痉，祛风止痛，化痰散结。

【特点】①能息肝风止痉挛兼可化痰，故对惊风、癫痫夹有痰热者尤为适宜。②味辛行散，又能祛外风。③味咸，能软坚散结。

【应用】①肝风夹痰，惊痫抽搐，小儿急惊风，破伤风。②中风口眼㖞斜。③风热头痛，目赤咽痛，风疹瘙痒。④瘰疬痰核，发颐疔腮。

【注意】散风热宜生用，其余多制用。

第十六章　开窍药

1. 概念：凡具辛香走窜之性，以开窍醒神为主要作用，用于治疗闭证神昏的药物称为开窍药。

2. 作用及适应证：具有通关开窍、启闭醒神作用。用治温热病热陷心包、痰浊蒙蔽清窍之神昏谵语及惊风、癫痫、中风等猝然昏厥等证。

麝　香

（《神农本草经》）

林麝、马麝或原麝成熟雄体香囊中的干燥分泌物。用时研碎。

【饮片特征要点】气香浓烈而特异，味微辣、微苦带咸。以颗粒色紫黑、粉末色棕褐、质柔、油润、香气浓烈者为佳。

【药性】辛，温。归心、脾经。

【功效】开窍醒神，活血通经，消肿止痛。

【特点】①气极香，走窜之性甚烈，有极强的开窍醒神作用。②可行血中之瘀滞，开经络之壅遏而活血通经止痛。

【应用】①热病神昏，中风痰厥，气郁暴厥，中恶昏迷。②血瘀经闭，癥瘕，胸痹心痛，心腹暴痛，跌扑伤痛，痹痛麻木，难产死胎。③痈肿，瘰疬，咽喉肿痛。

【注意】每次 0.03 ～ 0.1g，多入丸散用。孕妇禁用。

冰　片

(《新修本草》)

植物龙脑香树脂的加工品，或龙脑香树的树干、树枝切碎，经蒸馏冷却而得的结晶。称龙脑冰片，亦称梅片。由菊科植物艾纳香的新鲜叶经提取加工制成的结晶，称艾片（左旋龙脑）。现多用松节油、樟脑等，经化学方法合成，称"合成龙脑"。由樟科植物樟的新鲜枝、叶经提取加工制成，称天然冰片（右旋龙脑）。研粉用。

【饮片特征要点】气清香，味辛、凉。以片大、色洁白、气清香纯正者为佳。

【药性】辛、苦，微寒。归心、脾、肺经。

【功效】开窍醒神，清热止痛。

【特点】①开窍醒神功似麝香但力弱。②入心经，止心痛。③有良好的泻火解毒、清热止痛之功，为五官科常用药。

【应用】①热病神昏，惊厥，中风痰厥，气郁暴厥，中恶昏迷。②胸痹心痛。③目赤肿痛，口舌生疮，咽喉肿痛，耳道流脓。④疮疡肿痛，久溃不敛，烧烫伤。

【注意】0.15～0.3g，入丸散用。孕妇慎用。

苏合香

（《名医别录》）

苏合香树的树干渗出的香树脂加工精制而成。

【饮片特征要点】为半流动性的浓稠液体，气芳香。以棕黄色或暗棕色、半透明、香气浓者为佳。

【药性】辛，温。归心、脾经。

【功效】开窍醒神，辟秽，止痛。

【特点】①性温而开窍醒神、辟秽，为寒闭神昏之要药。②化浊开郁，祛寒止痛，用于寒滞胸痹。

【应用】①中风痰厥，猝然昏倒，惊痫。②胸痹心痛，胸腹冷痛。

【注意】0.3～1g，宜入丸散服。

石菖蒲

（《神农本草经》）

石菖蒲的干燥根茎。鲜用或生用。

【饮片特征要点】气芳香，味苦、微辛。以条粗、切面类白色、无须根、香气浓者佳。

【药性】辛、苦，温。归心、胃经。

【功效】开窍豁痰，醒神益智，化湿和胃。

【特点】①长于开心窍、去湿浊、醒神志。②辛香，能化湿浊、醒脾开胃。

【应用】①痰蒙清窍，神昏癫痫。②健忘失眠，耳鸣耳聋。③湿阻中焦，脘痞不饥，噤口下痢。

第十七章　补虚药

1. 概念： 凡以补益人体气血阴阳不足，疗各种虚证为主的药物均称为补虚药，亦称补养药或补益药。

2. 作用及适应证： ①补气→气虚证。②补阳→阳虚证。③补血→血虚证。④补阴→阴虚证。

3. 分类： 补气药、补阳药、补血药、补阴药。

一、补气药

特点： 本类药性甘温平，补益脏腑之气，尤以对脾肺气虚证疗效最佳。

人　参
（《神农本草经》）

人参的干燥根和根茎。野生者名"山参"；栽培者称"园参"；播种在山林野生状态下自然生长的称"林下山参"，习称"籽海"。鲜参洗净后干燥者称"生晒参"；蒸制后干燥者称"红参"；浸糖后干燥者称"糖参"或"白参"；其细根称"参须"；山参晒干称"生晒山参"。生用或炙用。

【饮片特征要点】有特异香气，味微苦而甘。以切面色淡黄白、点状树脂道多者为佳。

【药性】甘、微苦，微温。归脾、肺、心、肾经。

【功效】大补元气，复脉固脱，补脾益肺，生津养血，安神益智。

【特点】①补气作用强，大补元气、脾肺之气，补气固脱。②补气生津，补气养血。③补心气，安神志。

【应用】①体虚欲脱，肢冷脉微。②脾虚食少，肺虚喘咳，阳痿宫冷。③气虚津伤口渴，内热消渴。④气血亏虚，久病虚羸。⑤心气不足，惊悸失眠。

【注意】①煎服，3～9g；挽救虚脱可用15～30g，文火另煎兑服。研末吞服每次2g，1日2次。②不宜与藜芦、五灵脂同用。

西洋参

(《增订本草备要》)

西洋参的干燥根。也叫花旗参。

【饮片特征要点】气清香而味浓，味微苦而甘。以表面横纹紧密、气清香、味浓者为佳。

【药性】甘、微苦，凉。归心、肺、肾经。

【功效】补气养阴，清热生津。

【特点】①补元气，但作用弱于人参。②既补气又养阴，可补肺、心、脾之气阴。③性凉味苦，可补气生津，又兼清热。

【应用】①气阴两脱证。②气虚阴亏，虚热烦倦，咳喘痰血。③气虚伤津，口燥咽干，内热消渴。

【注意】①煎服，3～6g，另煎兑服；入丸散剂，每次 0.5～1g。②本品性寒凉，能伤阳助湿，故中阳衰微，胃有寒湿者不宜服用。③不宜与藜芦同用。

党 参

（《增订本草备要》）

党参、素花党参或川党参的干燥根。生用或米炒用。

【饮片特征要点】有特殊香气，气味浓，味微甜。以质柔润、味甜者为佳。

【药性】甘，平。归脾、肺经。

【功效】补脾益肺，养血生津。

【特点】功似人参，力缓不及人参，性平和。

【应用】①脾肺气虚，食少倦怠，咳嗽虚喘。②气血不足，面色萎黄，头晕乏力，心悸气短。③气津两伤，气短口渴，内热消渴。

【注意】不宜与藜芦同用。

太子参

(《中国药用植物志》)

孩儿参的干燥块根。

【饮片特征要点】气微，味微甘。以肥厚、黄白色、无须根者为佳。

【药性】甘、微苦，平。归脾、肺经。

【功效】益气健脾，生津润肺。

【特点】①气阴双补，作用平和。②宜用于肺、心、脾的气阴两伤。

【应用】①脾虚体倦，食欲不振。②病后虚弱，气阴不足，自汗口渴。③肺燥干咳。

黄 芪

(《神农本草经》)

蒙古黄芪或膜荚黄芪的干燥根。生用或蜜炙用。

【饮片特征要点】气微而味微甜。以切面色淡黄、粉性足、味甜者为佳。

【药性】甘，微温。归脾、肺经。

【功效】补气升阳，益卫固表，利水消肿，生津养血，行滞通痹，托毒排脓，敛疮生肌。

【特点】功擅补气升阳，补气固表，补气利水，补气生津，补气行血，补气养血，补气托疮生肌。

【应用】①气虚乏力，食少便溏，水肿尿少，中气下陷，久泻脱肛，便血崩漏。②肺气虚弱，咳喘气短。③表虚自汗，气虚水肿。④内热消渴。⑤血虚萎黄，气血两虚。⑥气虚血滞，半身不遂，痹痛麻木。⑦气血亏虚，痈疽难溃，久溃不敛。

【注意】①益气补中宜蜜炙用，其他方面多生用。②凡表实邪盛、内有积滞、阴虚阳亢、疮疡初起或溃后热毒尚盛等证，均不宜用。

白 术

（《神农本草经》）

白术的干燥根茎。传统以浙江於潜产者最佳，称为"於术"。生用或土炒、麸炒用。炒至黑褐色，称为焦白术。

【饮片特征要点】气清香，香气浓，味甜微辛。以切面黄白色、香味浓者为佳。

【药性】甘、苦，温。归脾、胃经。

【功效】补气健脾，燥湿利水，止汗，安胎。

【特点】①补脾气，燥湿利水。②善于安胎，为"安胎第一要药"。

【应用】①脾气虚弱，食少倦怠，腹胀泄泻，痰饮病眩晕心悸，水肿，带下。②气虚自汗。③脾虚胎动不安。

【注意】①燥湿利水宜生用；补气健脾宜炒用；健

脾止泻宜炒焦用。②本品燥湿伤阴，故阴虚内热、津液亏耗者不宜使用。

山 药

(《神农本草经》)

薯蓣的干燥根茎。传统认为河南古怀庆府所产者品质最佳，故有"怀山药"之称。生用或麸炒用。

【饮片特征要点】味淡、微酸。以粉性足、色白者为佳。

【药性】甘，平。归脾、肺、肾经。

【功效】益气养阴，补脾肺肾，涩精止带。

【特点】性甘平，稍有涩性，补益肺脾肾之气，又益阴，固精止带。

【应用】①脾虚食少，大便溏泻，白带过多。②肺虚喘咳。③肾虚遗精，带下，尿频。④虚热消渴。

【注意】本品养阴能助湿，故湿盛中满或有积滞者不宜使用。

白扁豆

(《名医别录》)

扁豆的干燥成熟种子。生用或炒用，用时捣碎。

【饮片特征要点】气微，味淡，嚼之有豆腥气。以粒大、饱满、色白者为佳。

【药性】甘，微温。归脾、胃经。

【功效】健脾化湿，和中消暑。

【特点】功擅健脾化湿。

【应用】①脾胃虚弱，食欲不振，大便溏泻，白带过多。②暑湿吐泻，胸闷腹胀。③炒白扁豆用于脾虚泄泻，白带过多。

【注意】健脾化湿，止泻止带宜炒用，和中消暑宜生用。

甘 草

(《神农本草经》)

甘草、胀果甘草或光果甘草的干燥根及根茎。生用或蜜炙用。

【饮片特征要点】气微，味甜而特殊。以皮细而紧、外皮色红棕、粉性足、味甜者为佳。

【药性】甘，平。归心、肺、脾、胃经。

【功效】补脾益气，清热解毒，祛痰止咳，缓急止痛，调和诸药。

【特点】①补脾而益中气，补心气而复脉。②长于解毒，用于各种毒证。③善祛痰止咳。④缓急止痛，缓和药性。

【应用】①脾胃虚弱，倦怠乏力。②心气不足，心悸气短，脉结代。③痈肿疮毒，咽喉肿痛。④咳嗽痰多。⑤脘腹、四肢挛急疼痛。⑥缓和药物毒性、烈性。

【注意】①清热解毒宜生用；补中缓急、益气复脉宜蜜炙用。②不宜与海藻、京大戟、红大戟、甘遂、芫花同用。③本品有助湿壅气之弊，湿盛胀满、水肿者不宜用。④大剂量久服可致水钠潴留，引起浮肿。

大　枣

《神农本草经》

枣的干燥成熟果实。用时破开或去核。生用。

【饮片特征要点】气微香，味甜。以个大、色红、肉厚、味甜者为佳。

【药性】甘，温。归脾、胃、心经。

【功效】补中益气，养血安神。

【特点】补脾气，养血安神。

【应用】①脾虚食少，乏力便溏。②妇人脏躁，失眠。

【注意】湿盛中满或有积滞、痰热者不宜服用。

刺五加

《全国中草药汇编》

刺五加的干燥根和根茎或茎。

【饮片特征要点】有特异香气，味微辛，稍苦、涩。以香气浓者为佳。

【药性】甘、微苦，温。归脾、肺、肾、心经。

【功效】益气健脾，补肾安神。

【特点】①补益脾肺肾三脏之气，滋补强壮作用佳。②功擅安神益智。

【应用】①脾肺气虚，体虚乏力，食欲不振。②肺肾两虚，久咳虚喘。③肾虚腰膝酸痛。④心脾不足，失眠多梦。

绞股蓝

(《救荒本草》)

绞股蓝的干燥地上部分。生用。

【饮片特征要点】味苦，具草腥气。以叶多、气香者为佳。

【药性】甘、苦，寒。归脾、肺经。

【功效】益气健脾，化痰止咳，清热解毒。

【特点】补脾气，助运化以降浊祛脂。

【应用】①脾虚证。②肺虚咳嗽。

红景天

(《四部医典》)

大花红景天的干燥根和根茎。

【饮片特征要点】具有玫瑰香气，鲜时更浓郁，味微苦涩而后甜。以切面粉红色、气芳香者为佳。

【药性】甘、苦，平。归肺、脾、心经。

【功效】益气活血，通脉平喘。

【特点】①功擅益气活血，通脉止痛。②补虚益脾肺而平喘。

【应用】①气虚血瘀，胸痹心痛，中风偏瘫。②脾肺气虚，倦怠气喘。

沙　棘

（《晶珠本草》）

沙棘的干燥成熟果实。

【饮片特征要点】气微，味酸、涩。以粒大、肉厚、肥润者为佳。

【药性】甘、酸、涩，温。归脾、胃、肺、心经。

【功效】健脾消食，止咳祛痰，活血散瘀。

【特点】温养脾气，开胃消食，又可化阴生津。

【应用】①脾虚食少，食积腹痛。②咳嗽痰多。③瘀血经闭，胸痹心痛，跌扑瘀肿。

饴　糖

（《名医别录》）

米、麦、粟或与蜀黍等粮食，经发酵糖化制成。有软硬两种，软者称胶饴，硬者称白饴糖，均可入药，但以胶饴为主。

【饮片特征要点】味甘。以浅黄、质黏稠、味甘无杂味者为佳。

【药性】甘，温。归脾、胃、肺经。

【功效】补中益气，缓急止痛，润肺止咳。

【特点】味甘益气，又善缓急滋补。

【应用】①脾胃虚寒，脘腹疼痛。②肺虚燥咳。

【注意】①入汤剂须烊化服，每次 15～20g。②本品助湿生热，令人中满，故湿热内郁、中满吐逆、痰热咳嗽、小儿疳积者不宜服用。

蜂 蜜
(《神农本草经》)

中华蜜蜂或意大利蜜蜂所酿的蜜。

【饮片特征要点】气芳香，味极甜。以稠如凝脂、味甜纯正者为佳。

【药性】甘，平。归肺、脾、大肠经。

【功效】补中，润燥，止痛，解毒；外用生肌敛疮。

【特点】①脾肺双补，润肺止咳，润肠通便。②味甘，缓急止痛，解毒。

【应用】①脾气虚弱，脘腹挛急疼痛。②肺燥干咳。③肠燥便秘。④解乌头类药毒。⑤疮疡不敛，水火烫伤。

【注意】本品有助湿满中之弊，又能滑肠，故湿阻中满、湿热痰滞、便溏泄泻者慎用。

二、补阳药

特点：药物性味多甘温或咸温，温补人体之阳气，疗阳虚证，以补肾阳为主。

鹿 茸

（《神农本草经》）

梅花鹿或马鹿的雄鹿头上未骨化密生茸毛的幼角。前者习称"花鹿茸"，后者习称"马鹿茸"。切薄片或研成细粉用。

【饮片特征要点】花鹿茸气微腥，味微咸；马鹿茸气腥臭，味咸。以质嫩、油润者为佳。

【药性】甘、咸，温。归肾、肝经。

【功效】补肾壮阳，益精血，强筋骨，调冲任，托疮毒。

【特点】其性甘温，峻补肾阳，益精血。

【应用】①肾阳不足，精血亏虚，阳痿滑精，宫冷不孕，羸瘦，神疲，畏寒，眩晕，耳鸣耳聋。②肾虚腰脊冷痛，筋骨痿软。③冲任虚寒、崩漏带下。④阴疽内陷不起，疮疡久溃不敛。

【注意】1～2g，研末冲服。服本品宜小量开始，缓缓增加，不宜骤用大量，以免阳升风动，头晕目赤，或伤阴动血；热证、阴虚阳亢者均当忌服。

紫河车

《本草拾遗》

健康产妇的干燥胎盘。砸成小块或研成细粉用。

【饮片特征要点】有腥气。以整齐、色黄、血管内无残血者为佳。

【药性】甘、咸，温。归肺、肝、肾经。

【功效】温肾补精，益气养血。

【特点】①温肾纳气，补肺止喘咳。②补精血，又益气，多治久虚久病之人。

【应用】①肾阳不足，精血亏虚，虚劳羸瘦，阳痿遗精，宫冷不孕。②肺肾两虚，久咳虚喘，骨蒸劳嗽。③气血两虚，产后少乳，面色萎黄，食少气短。

【注意】2～3g，研末吞服；阴虚火旺者不宜单独应用。

淫羊藿

《神农本草经》

淫羊藿、箭叶淫羊藿、柔毛淫羊藿或朝鲜淫羊藿的干燥叶。又名仙灵脾。生用或羊脂油炙用。

【饮片特征要点】气微，味微苦。以叶多、色黄绿者为佳。

【**药性**】辛、甘，温。归肝、肾经。

【**功效**】补肾壮阳，强筋骨，祛风湿。

【**特点**】补肾阳力强，又可祛风湿。

【**应用**】①肾阳虚衰，阳痿遗精，筋骨痿软。②风寒湿痹，麻木拘挛。

【**注意**】阴虚火旺者不宜使用。

巴戟天

(《神农本草经》)

巴戟天的干燥根。生用，或除去木心，分别加工炮制成巴戟肉、盐巴戟天、制巴戟天用。

【**饮片特征要点**】气微，味甘而微涩。以条大、肥壮、连珠状、肉厚、色紫者为佳。

【**药性**】甘、辛，微温。归肾、肝经。

【**功效**】补肾阳，强筋骨，祛风湿。

【**特点**】既补助肾阳又祛风湿。

【**应用**】①肾阳不足，阳痿遗精，宫冷不孕，月经不调，少腹冷痛。②风湿痹痛，筋骨痿软。

【**注意**】阴虚火旺者不宜使用。

仙　茅

(《海药本草》)

仙茅的干燥根茎。生用，或经米泔水浸泡切片。

【饮片特征要点】气微香，味微苦、辛。以条粗、质坚、表面色黑者为佳。

【药性】辛，热；有毒。归肾、肝、脾经。

【功效】补肾阳，强筋骨，祛寒湿。

【特点】辛热燥烈，善补命门而兴阳。

【应用】①肾阳不足，命门火衰，阳痿精冷，小便频数。②腰膝冷痛，筋骨痿软无力。③阳虚冷泻。

【注意】本品燥热有毒，不宜过量、久服，阴虚火旺者忌服。

胡芦巴

《嘉祐本草》

胡芦巴的干燥成熟种子。生用或盐水炙用。

【饮片特征要点】气香，味微苦。以个大、饱满、坚硬者为佳。

【药性】苦，温。归肾经。

【功效】温肾助阳，祛寒止痛。

【特点】补命门，祛寒湿。

【应用】①肾阳不足，下元虚冷，阳痿滑泄，精冷囊湿。②小腹冷痛，寒疝腹痛。③寒湿脚气，足膝冷痛。

【注意】阴虚火旺者忌用。

杜　仲

(《神农本草经》)

杜仲的干燥树皮。生用或盐水炙用。

【饮片特征要点】气微，味稍苦。以皮厚、块大、去净粗皮、断面丝多、内表面暗紫色者为佳。

【药性】甘，温。归肝、肾经。

【功效】补肝肾，强筋骨，安胎。

【特点】平补肝肾，壮腰膝，又安胎。

【应用】①肝肾不足，腰膝酸痛，筋骨无力，头晕目眩。②肝肾亏虚，妊娠漏血，胎动不安。

【注意】炒用破坏其胶质有利于有效成分煎出，故比生用效果好；阴虚火旺者慎用。

续　断

(《神农本草经》)

川续断的干燥根。生用或酒炙、盐炙用。

【饮片特征要点】气微香，味苦、微甜而后涩。以条粗、质软、内呈黑绿色者为佳。

【药性】苦、辛，微温。归肝、肾经。

【功效】补肝肾，强筋骨，续折伤，止崩漏。

【特点】①平补肝肾，强筋健骨。②通利血脉，续筋疗伤，为伤科常用药。

【应用】①肝肾不足，腰膝酸软，风湿痹痛。②跌扑损伤，筋伤骨折。③肝肾不足，崩漏经多，胎漏下血，胎动不安。

【注意】止崩漏宜炒用。酒续断多用于风湿痹痛，跌扑损伤，筋伤骨折；盐续断多用于腰膝酸软。

肉苁蓉

（《神农本草经》）

肉苁蓉或管花肉苁蓉的干燥带鳞叶的肉质茎。生用或酒炖（或酒蒸）用。

【饮片特征要点】气微，味甜、微苦。以条粗壮、密被鳞片、色棕褐、质柔润者为佳。

【药性】甘、咸，温，归肾、大肠经。

【功效】补肾阳，益精血，润肠通便。

【特点】补肾阳，益精血，又润肠燥。

【应用】①肾阳不足，精血亏虚，阳痿不孕，腰膝酸软，筋骨无力。②肠燥便秘。

【注意】故阴虚火旺、热结便秘、大便溏泄者不宜服用。

锁 阳

（《本草衍义补遗》）

锁阳的干燥肉质茎。

【饮片特征要点】气微，味甘而涩。以个肥大、色红、坚实、断面粉性、不显筋脉者为佳。

【药性】甘，温。归肝、肾、大肠经。

【功效】补肾阳，益精血，润肠通便。

【特点】类似于肉苁蓉，作用更加温和。

【应用】①肾阳不足，精血亏虚，腰膝痿软，阳痿滑精。②肠燥便秘。

【注意】阴虚火旺、热结便秘、大便溏泄者不宜服用。

补骨脂

（《药性论》）

补骨脂的干燥成熟果实。生用或盐水炙用。

【饮片特征要点】气香，味辛、微苦。以粒大、色黑、饱满、坚实、无杂质者为佳。

【药性】辛、苦，温。归肾、脾经。

【功效】补肾壮阳，固精缩尿，纳气平喘，温脾止泻；外用消风祛斑。

【特点】①补肾阳，收敛涩精，平喘。②温肾暖脾止泻。

【应用】①肾阳不足，阳痿不孕，腰膝冷痛。②肾虚遗精滑精，遗尿尿频。③肾虚作喘。④脾肾阳虚，五更泄泻。⑤白癜风，斑秃。

【注意】煎服或外用20% ～ 30%酊剂涂患处。阴虚火旺、大便秘结者忌服。

益智仁

(《本草拾遗》)

益智的干燥成熟种子。生用或盐水炙用。

【饮片特征要点】有特异香气,味辛、微苦。以粒大、饱满、气味浓者为佳。

【药性】辛、温。归脾、肾经。

【功效】暖肾固精缩尿,温脾止泻摄唾。

【特点】助肾阳、固精缩尿,为治小便频数之常用药;温脾肾止腹泻。

【应用】①肾虚遗尿,小便频数,遗精白浊。②脾寒泄泻,腹中冷痛,口多涎唾。

菟丝子

(《神农本草经》)

南方菟丝子或菟丝子的干燥成熟种子。该植物为寄生性的草本植物,又叫无根藤。生用或盐水炙用。

【饮片特征要点】气微,味淡。以色灰黄、颗粒饱满者为佳。

【药性】辛、甘,平。归肝、肾、脾经。

【功效】补益肝肾,固精缩尿,安胎,明目,止泻;外用消风祛斑。

【特点】阴阳俱补,平补之品,但偏于补阳,又兼涩性。

【应用】①肝肾不足，腰膝酸软，阳痿遗精，遗尿尿频。②肾虚胎漏，胎动不安。③肝肾不足，目昏耳鸣。④脾肾虚泻。⑤白癜风。

【注意】阴虚火旺、大便燥结、小便短赤者不宜服用。

沙苑子

（《本草衍义》）

扁茎黄芪的干燥成熟种子。生用或盐水炙用。

【饮片特征要点】气微，味淡，嚼之有豆腥味。以颗粒饱满、色绿褐者为佳。

【药性】甘，温。归肝、肾经。

【功效】补肾助阳，固精缩尿，养肝明目。

【特点】补肾阳，固精止遗；又养肝阴而明目。

【应用】①肾虚腰痛，遗精早泄，遗尿尿频，白浊带下。②肝肾不足，头晕目眩，目暗昏花。

【注意】阴虚火旺及小便不利者忌服。

蛤　蚧

（《雷公炮炙论》）

蛤蚧去除内脏的干燥体。生用或酒制用。

【饮片特征要点】气腥，味微咸。以体大、肥壮、尾全、不破碎者为佳。

【药性】咸，平。归肺、肾经。

【功效】补肺益肾，纳气定喘，助阳益精。

【特点】①补益肺肾，重在补肾纳气。②壮肾阳，益精血。

【应用】①肺肾不足，虚喘气促，劳嗽咳血。②肾虚阳痿，遗精。

【注意】煎服，3～6g。多入丸散或酒剂。咳喘实证不宜使用。

核桃仁

（《开宝本草》）

胡桃的干燥成熟种子。

【饮片特征要点】气微，味甘，种皮味涩、微苦。以色黄、个大、饱满、油多者为佳。

【药性】甘，温。归肾、肺、大肠经。

【功效】补肾，温肺，润肠。

【特点】补肾温肺，纳气平喘。

【应用】①肾阳不足，腰膝酸软，阳痿遗精，小便频数。②肺肾不足，虚寒喘嗽。③肠燥便秘。

【注意】①传统认为本品定喘嗽宜连皮用，润肠燥宜去皮用。②阴虚火旺、痰热咳嗽及便溏者不宜服用。

冬虫夏草

（《本草从新》）

真菌冬虫夏草菌寄生在蝙蝠蛾科昆虫幼虫上的子座和幼虫尸体的干燥复合体。

【饮片特征要点】气微腥，味微苦。以完整、虫体丰满肥大、外色黄亮、内色白、子座短者为佳。

【药性】甘，平。归肺、肾经。

【功效】补肾益肺，止血化痰。

【特点】补益肺肾，阴阳俱补，善治久病。

【应用】①肾虚精亏，阳痿遗精，腰膝酸痛。②久咳虚喘，劳嗽咯血，干咳痰黏。

【注意】煎汤或炖服，3～9g；有表邪者不宜用。

韭菜子

（《名医别录》）

韭菜的干燥成熟种子。生用或盐水炙用。

【饮片特征要点】气特异，味微辛。以粒饱满、色黑者为佳。

【药性】辛、甘，温。归肝、肾经。

【功效】温补肝肾，壮阳固精。

【特点】壮肾阳，固精血。

【应用】①肝肾亏虚，腰膝酸痛。②阳痿遗精，遗尿尿频，白浊带下。

【注意】阴虚火旺者忌服。

阳起石

（《神农本草经》）

硅酸盐类矿物焦闪石族透闪石，主含含水硅酸钙。黄酒淬过，碾细末用。

【饮片特征要点】气无，味淡。以色淡绿，有光泽、质松软者为佳。

【药性】咸，温。归肾经。

【功效】温肾壮阳。

【特点】温肾壮阳效佳。

【应用】肾阳亏虚，阳痿不举，宫冷不孕。

【注意】阴虚火旺者忌服。不宜久服。

紫石英

（《神农本草经》）

氟化物类矿物萤石族萤石，主含氟化钙。砸成碎块，生用或煅用。

【饮片特征要点】气微，味淡。以色紫、有光泽者为佳。

【药性】甘，温。归肾、心、肺经。

【功效】温肾暖宫，镇心安神，温肺平喘。

【特点】①助肾阳，暖胞宫，调冲任。②入心经而镇心神。

【应用】①肾阳亏虚，宫冷不孕，崩漏带下。②惊悸不安，失眠多梦。③虚寒咳喘。

【注意】先煎。阴虚火旺、肺热咳喘者忌用。

海狗肾

《药性论》

海狗或海豹的雄性外生殖器，又名腽肭脐。洗净，切段或片，干燥，滑石粉炒后用。

【饮片特征要点】以形体粗长、质油润、半透明、无腥臭者为佳。

【药性】咸，热。归肾经。

【功效】暖肾壮阳，益精补髓。

【特点】壮肾阳，益精髓力强。

【应用】①肾阳亏虚，阳痿精冷，精少不育。②肾阳衰微，心腹冷痛。

【注意】①研末服，每次 1～3g，每日 2～3 次。②阴虚火旺及骨蒸劳嗽等忌用。

海 马

《本草拾遗》

线纹海马、刺海马、大海马、三斑海马或小海马（海蛆）的干燥体。用时捣碎或研粉。

【饮片特征要点】气微腥，味微咸。以个大、色黄白、头尾齐全者为佳。

【药性】甘、咸，温。归肝、肾经。

【功效】温肾壮阳，散结消肿。

【特点】温肾壮阳，又引火归原。

【应用】①肾虚阳痿，遗精遗尿。②肾虚作喘。③癥瘕积聚，跌扑损伤。④痈肿疔疮。

【注意】①煎服，3～9g；外用适量，研末敷患处。②孕妇及阴虚火旺者不宜服用。

哈蟆油

(《神农本草经》)

中国林蛙（蛤士蟆）雌蛙的干燥输卵管。又名蛤士蟆油。

【饮片特征要点】气腥，味微甘，嚼之有黏滑感。以色黄白、有光泽、片大肥厚、表面不带皮膜者为佳。

【药性】甘、咸，平。归肺、肾经。

【功效】补肾益精，养阴润肺。

【特点】补肾固肺，益精血，适宜久病者。

【应用】①病后体虚，神疲乏力，心悸失眠，盗汗。②痨嗽咳血。

【注意】5～15g，用水浸泡，炖服，或作丸剂服。

三、补血药

特点：药性甘温或甘平，质地滋润，补肝养心益脾，用于心肝血虚证。

当　归

(《神农本草经》)

当归的干燥根。生用或酒炙用。

【饮片特征要点】有浓郁的香气，味甘、辛、微苦。以质柔、切面黄白色、气香浓郁者为佳。

【药性】甘、辛，温。归肝、心、脾经。

【功效】补血活血，调经止痛，润肠通便。

【特点】既补血又活血，为调经之要药。

【应用】①血虚萎黄，眩晕心悸。②血虚、血瘀之月经不调、经闭痛经。③虚寒腹痛，风湿痹痛，跌扑损伤，痈疽疮疡。④血虚肠燥便秘。

【注意】①生当归长于补血调经，润肠通便；酒当归功善活血调经；当归炭偏于止血。当归身偏于补血，当归头偏于止血，当归尾偏于活血，全当归偏于和血（补血活血）。②湿盛中满、大便溏泄者忌服。

熟地黄

(《本草拾遗》)

生地黄经加工炮制而成。

【饮片特征要点】气微，味甜。以块肥大、断面乌黑色、味甜者为佳。

【药性】甘，微温。归肝、肾经。

【功效】补血滋阴，益精填髓。

【特点】补阴血，益精髓，为补血要药。

【应用】①血虚萎黄，心悸怔忡，月经不调，崩漏下血。②肝肾阴虚，腰膝酸软，骨蒸潮热，盗汗遗精，内热消渴。③肝肾不足，精血亏虚，眩晕耳鸣，须发早白。

【注意】气滞痰多、湿盛中满、食少便溏者忌服。若重用久服，宜与陈皮、砂仁等同用，以免滋腻碍胃。

白 芍

（《神农本草经》）

芍药的干燥根。生用、清炒用或酒炙用。

【饮片特征要点】气微，味微苦、酸。以质坚实、类白色、粉性足者为佳。

【药性】苦、酸，微寒。归肝、脾经。

【功效】养血调经，敛阴止汗，柔肝止痛，平抑肝阳。

【特点】养血敛阴，柔肝，平肝。

【应用】①血虚萎黄，月经不调，崩漏。②自汗，盗汗。③胁肋脘腹疼痛，四肢挛急疼痛。④肝阳上亢，头痛眩晕。

【注意】平抑肝阳、敛阴止汗多生用；养血调经、柔肝止痛多炒用或酒炒用。

阿 胶

《《神农本草经》》

驴的干燥皮或鲜皮经煎煮、浓缩制成的固体胶。捣成碎块用，或取阿胶，烘软，切成 1cm 左右的丁，照烫法用蛤粉或蒲黄烫至成阿胶珠用。

【饮片特征要点】气微，味微甘。以乌黑、断面光亮、质脆、味甘者为佳。

【药性】甘，平。归肺、肝、肾经。

【功效】补血，止血，滋阴润燥。

【特点】善补阴血，又止血。

【应用】①血虚萎黄，眩晕心悸，肌痿无力。②吐血尿血，便血崩漏，妊娠胎漏。③热病伤阴，心烦不眠，虚风内动，手足瘛疭。④肺燥咳嗽，劳嗽咳血。

【注意】①烊化兑服，3～9g。润肺宜蛤粉炒，止血宜蒲黄炒。②本品性质黏腻，有碍消化，故脾胃虚弱者慎用。

何首乌

《《日华子本草》》

何首乌的干燥块根。生用或制用。

【饮片特征要点】生何首乌气微，味微苦而甘涩，以切面有云锦状花纹、粉性足者为佳；制何首乌气微，味微甘而苦涩，以质坚硬，断面角质样，棕褐色或黑色者为佳。

【药性】苦、甘、涩，微温。归肝、心、肾经。

【功效】制何首乌补肝肾，益精血，乌须发，强筋骨，化浊降脂。生何首乌解毒，消痈，截疟，润肠通便。

【特点】平补肝肾、益精血，乌须发。

【应用】制何首乌：①血虚萎黄，眩晕耳鸣，须发早白，腰膝酸软，肢体麻木，崩漏带下。②高脂血症。

生何首乌：①疮痈，瘰疬，风疹瘙痒。②久疟体虚。③肠燥便秘。

【注意】本品制用偏于补益，且兼收敛之性，湿痰壅盛者忌用；生用滑肠通便，大便溏泄者忌用。何首乌可能有引起肝损伤的风险，故不宜长期、大量服用。

龙眼肉

(《神农本草经》)

龙眼的假种皮。

【饮片特征要点】气微香，味甜。以肉厚、片大、色棕黄、味甜者为佳。

【药性】甘，温。归心、脾经。

【功效】补益心脾，养血安神。

【特点】善补心脾之气血，又安神。

【应用】气血不足，心悸怔忡，健忘失眠，血虚萎黄。

【注意】湿盛中满及有停饮、痰、火者忌服。

四、补阴药

特点：药性多甘寒，质润，能补阴、滋液、润燥，疗阴虚津亏等证。

北沙参

（《本草汇言》）

珊瑚菜的干燥根。

【饮片特征要点】气特异，味微甘。以根条粗细均匀、质地坚实、去净栓皮、色黄白者为佳。

【药性】甘、微苦，微寒。归肺、胃经。

【功效】养阴清肺，益胃生津。

【特点】养肺胃之阴，又清热。

【应用】①肺热燥咳，阴虚劳嗽痰血。②胃阴不足，热病津伤，咽干口渴。

【注意】不宜与藜芦同用。

南沙参

（《神农本草经》）

轮叶沙参或沙参的干燥根。就是《神农本草经》中的沙参。也叫泡参。

【饮片特征要点】气微，味微甘。以根粗大、饱满、无外皮、色黄白者佳。

【药性】甘，微寒。归肺、胃经。

【功效】养阴清肺，益胃生津，化痰，益气。

【特点】①滋养肺胃，作用弱于北沙参。②益气祛痰，适宜气阴两伤之燥咳。

【应用】①肺热燥咳，阴虚劳嗽，干咳痰黏。②胃阴不足，食少呕吐，气阴不足，烦热口干。

【注意】不宜与藜芦同用。

百 合

《神农本草经》

卷丹、百合或细叶百合的干燥肉质鳞叶茎。生用或蜜炙用。

【饮片特征要点】气微，味微苦。以鳞瓣均匀肉厚、筋少、质坚、色白、味微苦者为佳。

【药性】甘，微寒。归心、肺经。

【功效】养阴润肺，清心安神。

【特点】养心肺之阴，清心热。

【应用】①阴虚燥咳，劳嗽咳血。②虚烦惊悸，失眠多梦，精神恍惚。

【注意】清心安神宜生用，润肺止咳宜蜜炙用。

麦　冬

（《神农本草经》）

麦冬的干燥块根。原叫麦门冬。

【饮片特征要点】气微香，味甘、微苦。以肥大、淡黄白色、半透明、嚼之有黏性者为佳。

【药性】甘、微苦，微寒。归心、肺、胃经。

【功效】养阴润肺，益胃生津，清心除烦。

【特点】养心肺胃之阴，又清热。

【应用】①肺燥干咳，阴虚劳嗽，喉痹咽痛。②胃阴不足，津伤口渴，内热消渴，肠燥便秘。③心阴虚及温病热扰心营，心烦失眠。

【注意】①传统认为本品清养肺胃之阴多去心用，滋阴清心大多连心用。②脾胃虚寒、食少便溏及外感风寒、痰湿咳嗽者忌服。

天　冬

（《神农本草经》）

天冬的干燥块根。原叫天门冬。

【饮片特征要点】气微，味甜、微苦。以肥大、致密、黄白色、半透明者为佳。

【药性】甘、苦，寒。归肺、肾经。

【功效】养阴润燥，清肺生津。

【特点】滋肺肾之阴，又清热。

【应用】①肺燥干咳，顿咳痰黏，劳嗽咳血。②肾阴亏虚，腰膝酸痛，骨蒸潮热。③内热消渴，热病伤津，咽干口渴，肠燥便秘。

【注意】脾胃虚寒、食少便溏及外感风寒、痰湿咳嗽者忌服。

石 斛
（《神农本草经》）

金钗石斛、霍山石斛、鼓槌石斛或流苏石斛的栽培品及其同属植物近似种的新鲜或干燥茎。

【饮片特征要点】气微，味微苦而回甜，嚼之有黏性。以色金黄、有光泽、质柔韧者为佳。铁皮石斛亦为临床常用之品。

【药性】甘，微寒。归胃、肾经。

【功效】益胃生津，滋阴清热。

【特点】益胃肾之阴，清虚热，长于益胃阴。

【应用】①热病伤津，口干烦渴，胃阴不足，食少干呕，病后虚热不退。②肾阴亏虚，目暗不明，筋骨痿软，阴虚火旺，骨蒸劳热。

【注意】本品能敛邪，故温热病不宜早用；又能助湿，若湿温热尚未化燥伤津者忌服。

玉 竹

(《神农本草经》)

玉竹的干燥根茎。又名葳蕤。

【饮片特征要点】气微，味甘，嚼之发黏。以条长、肉肥、色黄白、光泽柔润者为佳。

【药性】甘，微寒。归肺、胃经。

【功效】养阴润燥，生津止渴。

【特点】养肺胃之阴，善生津，又不滋腻恋邪。

【应用】①肺阴不足，燥热咳嗽。②胃阴不足，咽干口渴，内热消渴。

黄 精

(《名医别录》)

滇黄精、黄精或多花黄精的干燥根茎。按形状不同，习称"大黄精""鸡头黄精""姜形黄精"。生用，或照酒炖法、酒蒸法制用。

【饮片特征要点】气微，味甜，嚼之有黏性。以块大、肥润、色黄、断面透明者为佳。

【药性】甘，平。归脾、肺、肾经。

【功效】补气养阴，健脾，润肺，益肾。

【特点】①气阴双补，补阴精为主。②脾肺肾兼治，宜用于肺阴虚、脾阴虚、肾阴虚。

【应用】①脾胃气虚，体倦乏力，胃阴不足，口干食少。②肺虚燥咳，劳嗽咳血。③精血不足，腰膝酸软，须发早白，内热消渴。

【注意】本品性质黏腻，易助湿壅气，故脾虚湿阻、痰湿壅滞、气滞腹满者不宜使用。

枸杞子

（《神农本草经》）

宁夏枸杞的干燥成熟果实。

【饮片特征要点】气微，味甜。以粒大、色红、肉厚、质柔润、籽少、味甜者为佳。

【药性】甘，平。归肝、肾经。

【功效】滋补肝肾，益精明目。

【特点】补肝肾之阴，益精明目。

【应用】肝肾阴虚，精血不足，腰膝酸痛，眩晕耳鸣，阳痿遗精，内热消渴，血虚萎黄，目昏不明。

墨旱莲

（《新修本草》）

鳢肠的干燥地上部分。因长在旱地略带黑色并类似莲花而得名。

【饮片特征要点】气微，味微咸。以色绿、无杂质者为佳。

【药性】甘、酸，寒。归肾、肝经。

【功效】滋补肝肾，凉血止血。

【特点】平补肝肾之阴而乌须发，又凉血止血。

【应用】①肝肾阴虚，牙齿松动，须发早白，眩晕耳鸣，腰膝酸软。②阴虚血热吐血、衄血、尿血、血痢、崩漏下血，外伤出血。

女贞子

（《神农本草经》）

女贞的干燥成熟果实。生用，或照酒炖法、酒蒸法制用。

【饮片特征要点】气微，味甘、微苦涩。以粒大、饱满、色紫黑、质坚实者为佳。

【药性】甘、苦，凉。归肝、肾经。

【功效】滋补肝肾，明目乌发。

【特点】①滋补肝肾，滋阴退虚热。②与墨旱莲配伍，宜用于肝肾阴虚兼有火旺证。

【应用】肝肾阴虚，眩晕耳鸣，腰膝酸软，须发早白，目暗不明，内热消渴，骨蒸潮热。

【注意】酒制后增强补肝肾作用。

桑　椹

（《新修本草》）

桑的干燥果穗。

【饮片特征要点】气微，味微酸而甜。以个大、色暗紫、肉厚者为佳。

【药性】甘、酸，寒。归心、肝、肾经。

【功效】滋阴补血，生津润燥。

【特点】善滋补阴血。

【应用】①肝肾阴虚，眩晕耳鸣，心悸失眠，须发早白。②津伤口渴，内热消渴，肠燥便秘。

黑芝麻

（《神农本草经》）

脂麻的干燥成熟种子。生用或炒用，用时捣碎。

【饮片特征要点】气微，微甘，有油香气。以个大色黑、饱满、无杂质者为佳。

【药性】甘，平。归肝、肾、大肠经。

【功效】补肝肾，益精血，润肠燥。

【特点】补肝肾之精血而乌须发。

【应用】①精血亏虚，头晕眼花，耳鸣耳聋，须发早白，病后脱发。②肠燥便秘。

【注意】大便溏泄者不宜服用。

龟　甲

（《神农本草经》）

乌龟的背甲及腹甲。腹甲又称龟板。生用，或以砂烫后醋淬用，用时捣碎。

【饮片特征要点】气微腥，味微咸。以块大、完整、无残肉者为佳。

【药性】咸、甘，微寒。归肝、肾、心经。

【功效】滋阴潜阳，益肾强骨，养血补心，固经止崩。

【特点】滋阴潜阳清热，补肝肾养心血，又善益肾健骨，尚可固经止血。

【应用】①阴虚潮热，骨蒸盗汗，阴虚阳亢，头晕目眩，虚风内动。②肾虚筋骨痿软，囟门不合。③阴血亏虚，惊悸、失眠、健忘。④阴虚血热，崩漏经多。

【注意】煎服，9～24g，先煎。本品经砂烫醋淬后，更容易煎出有效成分，并除去腥气，便于服用。脾胃虚寒者忌服，孕妇慎用。

鳖 甲

(《神农本草经》)

鳖的背甲。生用，或以砂烫后醋淬用，用时捣碎。

【饮片特征要点】气微腥，味淡。以块大、完整、无残肉者为佳。

【药性】咸，微寒。归肝、肾经。

【功效】滋阴潜阳，退热除蒸，软坚散结。

【特点】既能滋补肝肾之阴而退虚热，又可潜降肝阳而息内风。鳖甲退虚热之功优于龟甲，为治阴虚发热之要药；且善于软坚散结。

【应用】①阴虚发热，骨蒸劳热，阴虚阳亢，头

第十七章　补虚药

晕目眩，虚风内动，手足瘈疭。②经闭，癥瘕，久疟疟母。

【注意】煎服，9～24g，先煎。本品经砂烫醋淬后，更容易煎出有效成分，并除去腥气，便于服用。脾胃虚寒者忌服，孕妇慎用。

‖第十八章　收涩药‖

1. 概念：凡以收敛固涩为主要作用的药物均称为收涩药，又称固涩药。

2. 作用及适应证：①固表止汗→自汗、盗汗。②敛肺止咳→久咳虚喘。③涩肠止泻→久泻、久痢。④固精缩尿→遗精、滑精、遗尿。⑤止血止带→崩漏、带下。

3. 分类：固表止汗药、敛肺涩肠药、固精缩尿止带药。

一、固表止汗药

特点：性味多甘平，性收敛。常用于气虚肌表不固，腠理疏松，津液外泄而自汗；阴虚不能制阳，阳热迫津外泄而盗汗。

麻黄根

（《本草经集注》）

草麻黄或中麻黄的干燥根及根茎。

【**饮片特征要点**】气微，味微苦。以质硬、外皮色红棕、切面色黄白者为佳。

【**药性**】甘、涩，平。归心、肺经。

【**功效**】固表止汗。

【**特点**】止汗专药，宜于各种原因的汗出。

【**应用**】自汗，盗汗。

【**注意**】有表邪者忌用。

浮小麦

（《本草蒙筌》）

小麦的干燥轻浮瘪瘦的颖果。生用或炒用。

【**饮片特征要点**】气微，味淡。以粒均匀、轻浮者为佳。

【**药性**】甘，凉。归心经。

【**功效**】固表止汗，益气，除热。

【**特点**】①止汗作用与麻黄根相似。②益心气，养心阴，清虚热，作用微弱。

【**应用**】①自汗，盗汗。②阴虚发热，骨蒸劳热。

【**注意**】表邪汗出者忌用。

糯稻根

（《本草再新》）

糯稻的干燥根茎及根。

【**饮片特征要点**】气微，味淡。以根长，体轻，质软，色黄棕色为佳。

【药性】甘，平。归肺、胃、肾经。

【功效】固表止汗，益胃生津，退虚热。

【特点】止汗专药，又退虚热。

【应用】①自汗，盗汗。②虚热不退，骨蒸潮热。

二、涩肠敛肺药

特点：本类药酸涩收敛，有敛肺止咳、涩肠止泻痢作用。用于肺虚久咳、肺肾两虚喘咳、久泻、久痢等证。

五味子

（《神农本草经》）

五味子或华中五味子的干燥成熟果实。前者习称"北五味子"；后者习称"南五味子"。古人认为它五味俱全。生用或经醋、蜜拌蒸晒干用。

【饮片特征要点】果肉气微，味酸；种子破碎后有香气，味辛、微苦。以粒大，色红，肉厚，有光泽，显油润者为佳。

【药性】酸、甘，温。归肺、心、肾经。

【功效】收敛固涩，益气生津，补肾宁心。

【特点】平补肺心肾之气阴而收敛固涩；又生津液、安心神。

【应用】①久咳虚喘。②梦遗滑精，遗尿尿频。

第十八章　收涩药

③久泻不止。④自汗、盗汗。⑤津伤口渴，内热消渴。
⑥心悸失眠。

【注意】凡表邪未解，内有实热，咳嗽初起，麻疹
初期，均不宜用。

乌　梅

《神农本草经》

梅的干燥近成熟果实。生用，去核用或炒炭用。

【饮片特征要点】气微，味极酸。以个大、肉厚、
色黑、柔润、味极酸者为佳。

【药性】酸、涩，平。归肝、脾、肺、大肠经。

【功效】敛肺，涩肠，生津，安蛔。

【特点】①敛肺涩肠固滑脱。②味酸生津，安蛔。

【应用】①肺虚久咳。②久泻久痢。③虚热消渴。
④蛔厥呕吐腹痛。⑤本品炒炭可用于崩漏不止，便血。

【注意】止血、止泻宜炒炭用。外有表邪或内有实
热积滞者均不宜服。

五倍子

《本草拾遗》

盐肤木、青麸杨或红麸杨叶上的虫瘿，主要由五
倍子蚜寄生而形成。

【饮片特征要点】气特异，味涩。以个大、完整、
壁厚、色灰褐色者为佳。

【药性】酸、涩，寒。归肺、大肠、肾经。

【功效】敛肺降火，涩肠止泻，敛汗，固精止遗，止血，收湿敛疮。

【特点】①酸涩浓厚，敛肺涩肠。②又止血，敛疮。

【应用】①肺虚久咳，肺热痰嗽。②久泻久痢。③自汗，盗汗。④遗精，滑精。⑤崩漏，便血痔血，外伤出血。⑥痈肿疮毒，皮肤湿烂。

【注意】煎服，3～6g。外用适量。研末外敷或煎汤熏洗。湿热泻痢者忌用。

罂粟壳

(《本草发挥》)

罂粟的成熟蒴果的外壳。生用或蜜炙、醋炙用。

【饮片特征要点】气清香，味微苦。以色黄白、皮厚者为佳。

【药性】酸、涩，平；有毒。归肺、大肠、肾经。

【功效】敛肺，涩肠，止痛。

【特点】敛肺涩肠力强，又善止痛。

【应用】①肺虚久咳，宜用于久咳虚喘而无痰无邪气者。②久泻久痢，脱肛，宜用于久泻久痢而无邪气者。③脘腹疼痛，筋骨疼痛。

【注意】①止咳宜蜜炙用，止泻、止痛宜醋炒用。

第十八章　收涩药

②本品易成瘾，不宜常服；孕妇及儿童禁用；运动员慎用；咳嗽或泻痢初起邪实者忌用。

诃　子

（《药性论》）

诃子或绒毛诃子的干燥成熟果实。《金匮要略》中叫诃黎勒。没有成熟的果实叫藏青果。生用或煨用。

【饮片特征要点】气微，味酸涩后甜。以表面黄棕色，微皱，有光泽，肉厚者为佳。

【药性】苦、酸、涩，平。归肺、大肠经。

【功效】涩肠止泻，敛肺止咳，降火利咽。

【特点】涩肠敛肺力佳。

【应用】①久泻久痢，便血脱肛。②肺虚喘咳，久嗽不止，咽痛音哑。

【注意】①涩肠止泻宜煨用，敛肺清热、利咽开音宜生用。②凡外有表邪、内有湿热积滞者忌用。

石榴皮

（《名医别录》）

石榴的干燥果皮。生用或炒炭用。

【饮片特征要点】气微，味苦涩。以皮厚，色红棕者为佳。

【药性】酸、涩，温。归大肠经。

【功效】涩肠止泻，<u>止血</u>，驱虫。

【特点】涩肠止泻止血。

【应用】①久泻，久痢，脱肛。②便血，崩漏，带下。③虫积腹痛。

【注意】止血多炒炭用。泻痢初起者忌服。

肉豆蔻

（《药性论》）

肉豆蔻的干燥成熟种仁。生用或麸皮煨制去油用，用时捣碎。

【饮片特征要点】气香浓烈，味辛。以个大、体重、坚实、香气浓者为佳。

【药性】辛，温。归脾、胃、大肠经。

【功效】温中行气，涩肠止泻。

【特点】温脾胃，行气滞，又涩肠止泻。

【应用】①脾胃虚寒，久泻不<u>止</u>。②胃寒气滞，脘腹胀痛，食少呕吐。

【注意】内服须煨制去油用。湿热泻痢者忌用。

赤石脂

（《神农本草经》）

硅酸盐类矿物多水高岭石族多水高岭石，主含四水硅酸铝。打碎或研细粉，生用或醋煅用。

【饮片特征要点】具黏土气，味淡。以色红、光滑、细腻、吸水性强者为佳。

【药性】甘、酸、涩，温。归大肠、胃经。

【功效】涩肠止泻，收敛止血，生肌敛疮。

【特点】①吸附肠道内的水分，使肠道蠕动缓慢而止泻。②外用，通过吸附作用，敛疮生肌。

【应用】①久泻久痢。②大便出血，崩漏带下。③疮疡久溃不敛，湿疮脓水浸淫。

【注意】①先煎。②不宜与肉桂同用。孕妇慎用。湿热积滞泻痢者忌服。

禹余粮

（《神农本草经》）

氢氧化物类矿物褐铁矿，主含碱式氧化铁。生用或醋煅用。

【饮片特征要点】气微，味淡。以红棕色、断面显层纹者为佳。

【药性】甘、涩，微寒。归胃、大肠经。

【功效】涩肠止泻，收敛止血。

【特点】类似于赤石脂。

【应用】①久泻，久痢。②便血，崩漏。③带下清稀。

【注意】①先煎；或入丸散。②孕妇慎用；湿热积滞泻痢者忌服。

三、固精缩尿止带药

特点：本类药性酸涩收敛，主入肾、膀胱经，有固精、缩尿、止带作用。某些药物兼有补肾之功，适用于肾虚不固遗精、滑精、遗尿、尿频、带下等证。

山茱萸

（《神农本草经》）

山茱萸的成熟果肉。生用或照酒炖法、酒蒸法制用。

【**饮片特征要点**】气微，味酸、涩、微苦。以肉肥厚、色紫红、油润柔软者为佳。

【**药性**】酸、涩，微温。归肝、肾经。

【**功效**】补益肝肾，收涩固脱。

【**特点**】既补又敛，且平补阴阳，为益肝肾、固滑脱之要药。

【**应用**】①肝肾亏虚，眩晕耳鸣，腰膝酸痛，阳痿。②遗精滑精，遗尿尿频。③月经过多，崩漏带下。④大汗虚脱。⑤内热消渴。

【**注意**】素有湿热而致小便淋涩者不宜服用。

第十八章 收涩药

覆盆子

(《名医别录》)

华东覆盆子的干燥成熟果实。

【饮片特征要点】气微，味微酸涩。以个大、饱满、色黄绿者为佳。

【药性】甘、酸，温。入肝、肾、膀胱经。

【功效】益肾固精缩尿，养肝明目。

【特点】益肾气，固滑脱，又养肝明目。

【应用】①肾虚不固，遗精滑精，遗尿尿频，阳痿早泄。②肝肾不足，目暗昏花。

【注意】阴虚火旺，膀胱蕴热而小便短涩者忌用。

桑螵蛸

(《神农本草经》)

大刀螂、小刀螂或巨斧螳螂的干燥卵鞘。以上三种分别习称"团螵蛸""长螵蛸"及"黑螵蛸"。用时剪碎。

【饮片特征要点】气微腥，味淡或微咸。以完整、色黄褐、卵未孵化者为佳。

【药性】甘、咸，平。归肝、肾经。

【功效】固精缩尿，补肾助阳。

【特点】补肾固涩之力优。

【应用】①肾虚不固，遗精滑精，遗尿尿频，小便白浊。②肾虚阳痿。

【注意】阴虚火旺，膀胱蕴热而小便短涩者忌用。

海螵蛸

《神农本草经》

无针乌贼或金乌贼的干燥内壳。又叫乌贼骨。

【饮片特征要点】气微腥，味微咸。以色白者为佳。

【药性】咸、涩，温。归脾、肾经。

【功效】收敛止血，涩精止带，制酸止痛，收湿敛疮。

【特点】固涩作用佳，又制酸止痛。

【应用】①吐血衄血，崩漏便血，外伤出血。②遗精滑精，赤白带下。③胃痛吞酸。④湿疹湿疮，溃疡不敛（外用）。

金樱子

《雷公炮炙论》

金樱子的干燥成熟果实。

【饮片特征要点】气微，味甘、微涩。以个大、色红黄者为佳。

【药性】酸、甘、涩，平。归肾、膀胱、大肠经。

【功效】固精缩尿，固崩止带，涩肠止泻。

第十八章 收涩药

【特点】收涩力佳而固滑脱。

【应用】①遗精滑精，遗尿尿频，崩漏带下。②久泻，久痢。

【注意】本品功专收涩，故邪气实者不宜使用。

莲 子

《神农本草经》

莲的干燥成熟种子。

【饮片特征要点】气微，味甘、微涩。以个大、饱满者为佳。

【药性】甘、涩，平。归脾、肾、心经。

【功效】补脾止泻，止带，益肾涩精，养心安神。

【特点】补益心脾肾，固精，止泻，止带。

【应用】①脾虚泄泻。②带下。③肾虚遗精滑精，遗尿尿频。④虚烦，心悸，失眠。

芡 实

《神农本草经》

芡的干燥成熟种仁。生用或麸炒用。

【饮片特征要点】气微，味淡。以颗粒饱满、断面色白、粉性足者为佳。

【药性】甘、涩，平。归脾、肾经。

【功效】益肾固精，补脾止泻，除湿止带。

【特点】补益脾肾，固滑脱，又善除湿止带。

【应用】①肾虚遗精滑精，遗尿尿频。②脾虚久泻。③白浊，带下。

刺猬皮

(《神农本草经》)

刺猬的干燥外皮。炒用。

【饮片特征要点】具特殊腥臭气。以肉脂刮净、刺毛整洁者为佳。

【药性】苦、涩，平。归肾、胃、大肠经。

【功效】固精缩尿，收敛止血，化瘀止痛。

【特点】固涩力佳，又止血、止痛。

【应用】①遗精滑精，遗尿尿频。②便血，痔血。③胃痛，呕吐。

【注意】煎服，3～10g；研末服，1.5～3g。

椿 皮

(《新修本草》)

臭椿（樗）的干燥根皮或干皮。生用或麸炒用。

【饮片特征要点】气微，味苦。以皮厚、无粗皮、色黄白者为佳。

【药性】苦、涩，寒。归大肠、胃、肝经。

【功效】清热燥湿，收涩止带，止泻，止血。

【特点】燥湿止带、止血。

【应用】①赤白带下。②久泻久痢，湿热泻痢。

第十八章　收涩药

293

③崩漏经多，便血痔血。

【注意】脾胃虚寒者慎用。

鸡冠花

(《滇南本草》)

鸡冠花的干燥花序。生用或炒炭用。

【饮片特征要点】气微，味淡。以朵大而扁、色泽鲜明者为佳。

【药性】甘、涩，凉。归肝、大肠经。

【功效】收敛止血，止带，止痢。

【特点】善入大肠经而固涩。

【应用】①吐血，崩漏，便血，痔血。②赤白带下。③久痢不止，赤白下痢。

第十九章　涌吐药

1. 概念： 凡以促使呕吐为主要功效，常用以治疗毒物、宿食、痰涎等停滞在胃脘或胸膈以上所致病证的药物，称为涌吐药，也称催吐药。

2. 作用及适应证： 本类药物味多酸苦，归胃经，具有涌吐毒物、宿食、痰涎的作用。适用于误食毒物，停留胃中，未被吸收；或宿食停滞不化，尚未入肠，胃脘胀痛；或痰涎壅盛，阻于胸膈或咽喉，呼吸急促；或痰浊上涌，蒙蔽清窍，癫痫发狂等证。

常　山

《神农本草经》

常山的干燥根。生用或炒用。

【**饮片特征要点**】气微，味苦。以切面黄白色、味苦者为佳。

【**药性**】苦、辛，寒；有毒。归肺、肝、心经。

【**功效**】涌吐痰涎，截疟。

【**特点**】涌吐作用很强，又截疟。

【**应用**】①痰饮停聚，胸膈痞塞。②疟疾。

【注意】①煎服，5～9g。涌吐可生用，截疟宜酒制用。治疗疟疾宜在寒热发作前半天或2小时服用。②本品有催吐副作用，用量不宜过大；孕妇及体虚者慎用。

甜瓜蒂

（《神农本草经》）

甜瓜的干燥果蒂。生用或炒用。

【饮片特征要点】味苦。以色黄褐、味苦者为佳。

【药性】苦，寒；有毒。归胃、胆经。

【功效】涌吐痰食，祛湿退黄。

【特点】催吐痰涎，又退黄。

【应用】①风痰、宿食停滞，食物中毒。②湿热黄疸。

【注意】①煎服，2.5～5g；入丸散服，每次0.3～1g。外用适量，研末吹鼻，待鼻中流出黄水即可停药。②孕妇、体虚、心脏病、吐血、咳血、胃弱及上部无实邪者忌用。

胆 矾

（《神农本草经》）

胆矾的晶体，或为人工制成的含水硫酸铜。古代文献原名叫石胆。研末或煅后研末用。

【饮片特征要点】无臭，味涩。以块大、色深蓝、半透明者为佳。

【药性】酸、辛，寒；有毒。归肝、胆经。

【功效】涌吐痰涎，解毒收湿，祛腐蚀疮。

【特点】①宜于误食毒物后使用，可以避免毒药的吸收及毒药对胃黏膜的伤害。②局部外用，药物浓度低时，解毒收湿；药物浓度较高时，蚀疮祛腐。

【应用】①风痰壅塞，喉痹，癫痫，误食食物。②风眼赤烂，口疮，牙疳。③胬肉，疮疡不溃。

【注意】①温水化服，0.3 ～ 0.6g。外用适量，煅后研末撒或调敷，或以水溶化后外洗。②孕妇、体虚者忌服。

藜 芦

(《神农本草经》)

黑藜芦的干燥根茎。

【饮片特征要点】气微，味苦、辛，有刺喉感；粉末有强烈的催嚏性。以根粗坚实、断面粉性者为佳。

【药性】苦、辛，寒；有毒。归肺、肝、胃经。

【功效】涌吐风痰，杀虫。

【特点】催吐风痰。

【应用】①中风、癫痫、喉痹、误食毒物。②疥癣，白秃，头虱，体虱。

【注意】①内服 0.3 ~ 0.6g，入丸散，温水送服以催吐；外用适量，研末，油调涂。②本品体虚及孕妇禁服；不宜与人参、党参、西洋参、南沙参、北沙参、丹参、玄参、苦参、细辛、白芍、赤芍同用。③因其治疗量与中毒量接近，内服易产生毒性反应，现代临床已不作为涌吐药使用，而主要作为农作物及蚊蝇的杀虫剂。

第二十章　攻毒杀虫止痒药

1. 概念： 凡以攻毒疗疮，杀虫止痒为主要功效的药物，称为攻毒杀虫止痒药。

2. 作用及适应证： 本类药物大多有毒，以外用为主，兼可内服。具有攻毒疗疮、解毒杀虫、燥湿止痒的功效。主要适用于外科、皮肤科、五官科病证，如痈肿疔毒，疥癣，湿疹湿疮、聤耳，梅毒，虫蛇咬伤等。

雄　黄

（《神农本草经》）

雄黄的矿石。主含二硫化二砷。

【饮片特征要点】 微有特异的臭气，味淡。以色红、有光泽者为佳。

【药性】 辛，温；有毒。归肝、大肠经。

【功效】 解毒杀虫，燥湿祛痰，截疟。

【特点】 攻毒杀虫，适宜疥癣疔疮。

【应用】 ①痈肿疔疮，湿疹疥癣，蛇虫咬伤。②虫积腹痛，惊痫，疟疾。

【注意】①内服宜慎，0.05～0.1g，入丸散用。外用适量，熏涂患处。②水飞入药，切忌火煅。③不可长期、大量使用；孕妇禁用。

硫 黄

（《神农本草经》）

自然硫矿石，采挖后加热熔化，除去杂质，或用含硫矿物经加工制得。

【饮片特征要点】有特异的臭气，味淡。以色黄、光亮、质松脆者为佳。

【药性】酸，温；有毒。归肾、大肠经。

【功效】外用解毒疗疮、杀虫止痒；内服补火助阳通便。

【特点】①外用解毒杀虫，而疗疥癣。②内服补火助阳，温阳通便。

【应用】①疥癣，秃疮，湿疹，阴疽恶疮。②阳痿足冷，虚喘冷哮，虚寒便秘。

【注意】①外用适量，研末油调涂敷患处。内服1.5～3g，炮制后入丸散服。②孕妇慎用；不宜与芒硝、玄明粉同用；阴虚火旺者忌服。

白　矾

(《神农本草经》)

硫酸盐类矿物明矾石经加工提炼制成，主含含水硫酸铝钾。白矾为结晶，即是明矾。捣碎生用或煅用。煅后称枯矾。

【饮片特征要点】气微，味酸、微甘而极涩。以块大、无色透明者为佳。

【药性】酸、涩，寒。归肺、脾、肝、大肠经。

【功效】外用解毒杀虫，燥湿止痒；内服止血止泻，祛除风痰。

【特点】①外用杀虫燥湿止痒而疗湿疮。②内服止血止泻。

【应用】①湿疹，疥癣，脱肛，痔疮，疮疡，聘耳流脓。②便血、衄血、崩漏。③久泻久痢。④癫痫发狂。

【注意】内服，0.6～1.5g，入丸散剂。外用适量，研末敷患处或化水洗患处。

蛇床子

(《神农本草经》)

蛇床的干燥成熟果实。

【饮片特征要点】气香，味辛凉、有麻舌感。以颗粒饱满、灰黄色、香气浓者为佳。

【药性】辛、苦，温；有小毒。归肾经。

【功效】燥湿祛风，杀虫止痒，温肾壮阳。

【特点】燥湿杀虫止痒力佳，又温肾壮阳。

【应用】①阴痒，疥癣，湿疹瘙痒。②寒湿带下，湿痹腰痛。③肾虚阳痿，宫冷不孕。

【注意】①煎服，3～10g。外用适量，多煎汤熏洗，或研末调敷。②阴虚火旺或下焦有湿热者不宜内服。

土荆皮

(《本草纲目拾遗》)

金钱松的干燥根皮或近根树皮。又名土槿皮。

【饮片特征要点】气微，味苦而涩。以色红棕者为佳。

【药性】辛，温；有毒。归肺、脾经。

【功效】杀虫，疗癣，止痒。

【特点】疗癣专药。

【应用】①体癣，手足癣，头癣。②疥疮，湿疹，皮炎，皮肤瘙痒。

【注意】外用适量，醋或酒浸涂擦，或研末调涂患处。只供外用，不可内服。

蜂 房

(《神农本草经》)

果马蜂、日本长脚胡蜂或异腹胡蜂的巢。

【饮片特征要点】气微，味辛淡。以色灰白、体轻、稍有弹性者为佳。

【药性】甘，平。归胃经。

【功效】攻毒杀虫，祛风止痛。

【特点】①攻毒杀虫，攻坚破积力强。②又可祛风止痛，疗顽癣，痹痛。

【应用】①疮疡肿毒，乳痈，瘰疬，癌肿。②皮肤顽癣，鹅掌风，牙痛，风湿痹痛。

【注意】煎服，3～5g。外用适量，研末油调敷患处，或煎水漱口，或洗患处。

樟 脑

(《本草品汇精要》)

樟的干枝、叶及根部经加工提取制得的结晶。

【饮片特征要点】有刺激性特臭，味初辛、后清凉。

【药性】辛，热；有毒。归心、脾经。

【功效】除湿杀虫，温散止痛，开窍辟秽。

【特点】内用回苏，外用止痛，毒副作用明显。

【应用】①疥癣瘙痒，湿疮溃烂。②跌打伤痛，牙痛。③痧胀腹痛，吐泻神昏。

【注意】①外用适量，研末撒布或调敷。内服 0.1～0.2g，入散剂或用酒溶化服。②气虚阴亏、有热者及孕妇忌服。

蟾　酥

（《药性本草》）

中华大蟾蜍或黑眶蟾蜍的耳后腺及皮肤腺分泌的白色浆液，经加工干燥而成。

【饮片特征要点】气微腥，味初甜而后有持久的麻辣感，粉末嗅之作嚏。以色红棕、断面角质状、半透明者为佳。

【药性】辛，温；有毒。归心经。

【功效】解毒，止痛，开窍醒神。

【特点】①有良好的解毒消肿，麻醉止痛作用。②辛温走窜，辟秽化浊，开窍醒神。

【应用】①痈疽疔疮，咽喉肿痛，牙痛。②中暑神昏，痧胀腹痛吐泻。

【注意】①内服，0.015～0.03g，多入丸散用。外用适量。②本品有毒，内服切勿过量；孕妇禁用；外用不可入目。

大　蒜

(《名医别录》)

大蒜的鳞茎。

【饮片特征要点】气特异，味辛辣，具刺激性。

【药性】辛，温。归脾、胃、肺经。

【功效】解毒消肿，杀虫，止痢。

【特点】解毒杀虫止痢效佳。

【应用】①痈肿疔疮，疥癣。②肺痨，顿咳，痢疾，泄泻。③蛲虫病，钩虫病。

【注意】①外用可引起皮肤发红、灼热，甚至起泡，故不可敷之过久。②阴虚火旺及有目、舌、喉、口齿诸疾不宜服用。孕妇忌灌肠用。

第二十章　攻毒杀虫止痒药

第二十一章　拔毒化腐生肌药

1. 概念: 凡以拔毒化腐、生肌敛疮为主要功效,常用以治疗阴疽疮疡溃后脓出不畅或久不收口为主的药物,称为拔毒化腐生肌药。

2. 作用及适应证: 本类药物多为矿石类,多具毒性,以外用为主,具有拔毒化腐排脓、收湿生肌敛疮的功效,主要适用于痈疽疮疡溃后脓出不畅,或溃后腐肉不去,新肉难生,伤口难以愈合之证,以及癌肿、梅毒等。部分药物还可用于湿疹,疥癣瘙痒,咽喉肿痛,口舌生疮,目赤翳障,耳疮等。

红　粉

(《外科大成》)

红氧化汞。以水银、火硝、白矾为原料加工而成的红色升华物。中医传统所说的外科良药"升药"系以水银、火硝、白矾为原料加工而成的升华物。其中,红色升华物称为"红升"(2015年版《中国药典》称为"红粉"),黄色升华物称为"黄升"。红升、黄升的主要成分都是氧化汞(HgO),但含量有所不同。红升质量优于黄升。

【饮片特征要点】气微。以色红、块片不碎、有光泽者为佳。

【药性】辛，热；有大毒。归肺、脾经。

【功效】拔毒，除脓，去腐，生肌。

【特点】排脓祛腐力强。

【应用】痈疽疔疮，梅毒下疳，一切恶疮，肉暗紫黑，腐肉不去，窦道瘘管，脓水淋漓，久不收口。

【注意】①外用适量，研极细粉单用或与其他药味配制成散剂或制成药捻。②本品有大毒，只可外用，不可内服；外用亦不宜久用；孕妇禁用。

轻　粉

（《本草拾遗》）

水银、白矾（或胆矾）、食盐等经升华法制成的氯化亚汞结晶性粉末。

【饮片特征要点】气微。以色白、片大、质轻、明亮有光泽者为佳。

【药性】辛，寒；有毒。归大肠、小肠经。

【功效】外用杀虫，攻毒，敛疮；内服祛痰消积，逐水通便。

【特点】①外用攻毒杀虫作用明显，主要疗疥癣梅毒。②内服可逐水湿，消痰涎。

【应用】①疥疮，顽癣，臁疮，梅毒，疮疡，湿疹。②内服用于痰涎积滞，水肿臌胀，二便不利。

【注意】①外用适量，研末掺敷患处。内服每次0.1～0.2g，每日1～2次，多入丸剂或装胶囊服。服后及时漱口，以免口腔糜烂。②本品有毒，不可过量或久服；内服宜慎；孕妇禁服。

砒　石

（《日华子本草》）

砷华的矿石，或由毒砂（硫砷铁矿）、雄黄等含砷矿物的加工品。也称信石。药材分白砒（白信石）与红砒（红信石）两种，药用以红砒为主。砒石升华的精制品即砒霜。研细粉用。

【饮片特征要点】气无，烧之有蒜样臭气。白砒以块状、色白、有晶莹直纹、无滓者为佳。红砒以块状、色红润、有晶莹直纹、无滓者为佳。

【药性】辛，大热；有大毒。归肺、脾、肝经。

【功效】外用攻毒杀虫，蚀疮去腐；内服劫痰平喘，攻毒抑癌。

【特点】①药物浓度较大时，蚀疮祛腐，重在蚀疮，即疮痈脓液已经形成，脓液不能外出时使用。②药物浓度较小时，攻毒杀虫。③内服截痰平喘，宜于内有宿痰而出现的冷哮；且有较强的攻毒抑癌作用。

【应用】①恶疮，瘰疬，顽癣，牙疳，痔疮。②寒痰哮喘。③癌肿。

【注意】①外用适量，研末撒敷，宜作复方散剂或入膏药、药捻用。内服宜入丸、散，每次0.002～0.004g。②本品有剧毒，内服宜慎；外用亦应注意，以防局部吸收中毒。不可作酒剂服。体虚者及孕妇禁服。③不宜与水银同用。

铅 丹

(《神农本草经》)

纯铅经加工制成的氧化物，也称红丹。主含四氧化三铅。研细粉用。

【饮片特征要点】以细腻光滑、色橙红、无粗粒者为佳。

【药性】辛、咸，寒；有毒。归心、脾、肝经。

【功效】外用拔毒生肌，杀虫止痒；内服坠痰镇惊。

【特点】有一定的攻毒、杀虫、收湿、生肌、止痒作用，局部少量使用。

【应用】①疮疡糜烂，湿疹瘙痒，疥癣。②惊痫癫狂，心神不宁。

【注意】①外用适量，研末撒布或熬膏贴敷。内服多入丸散，0.3～0.6g。②本品有毒，用之不当可引起铅中毒，宜慎用；亦不可持续使用以防蓄积中毒。孕妇禁用。

炉甘石

（《本草品汇精要》）

碳酸盐类矿物菱锌矿石，主含碳酸锌。生用，或明煅后水飞用。

【饮片特征要点】气微，味微涩。以块大、色白或色淡红、体轻浮者为佳。

【药性】甘，平。归肝、脾经。

【功效】解毒明目退翳，收湿止痒敛疮。

【特点】①敛疮生肌，收湿止痒，作用较好，吸湿性强。②眼部用药，用于眼翳，促进角膜上炎性溃疡的愈合。

【应用】①目赤肿痛，睑弦赤烂，翳膜遮睛，胬肉攀睛。②溃疡不敛，脓水淋漓，湿疮瘙痒。

【注意】外用适量。本品专供外用，不作内服。

硼　砂

（《日华子本草》）

天然矿物硼砂的矿石，经提炼精制而成的结晶体。主含含水四硼酸钠。生用或煅用。

【饮片特征要点】气微，味微咸、后微辛凉。以色白、透明者为佳。

【药性】甘、咸，凉。归肺、胃经。

【功效】外用清热解毒，内服清肺化痰。

【特点】外用清热解毒，宜于五官使用；内服清热祛痰，作用明显。

【应用】①咽喉肿痛，口舌生疮，目赤翳障。②痰热咳嗽。

【注意】外用适量，研极细末干撒或调敷患处；或化水含漱。内服多入丸散，1.5～3g。本品以外用为主，内服宜慎。

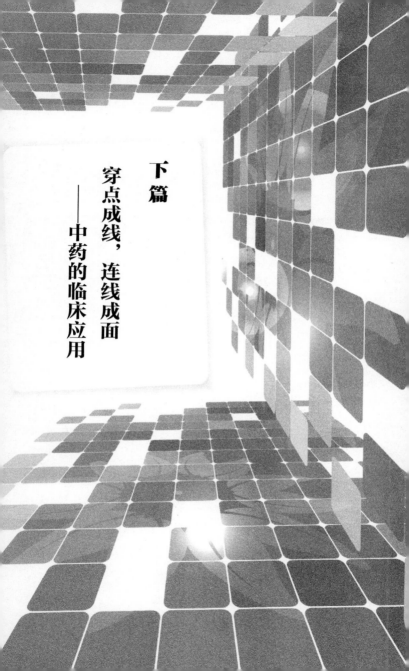

下篇

穿点成线，连线成面
——中药的临床应用

一、章节间药物性能特点比较

1. 发散风寒药

药名	性能特点	用于外感表证的特点	其他
麻黄	发汗力强	风寒表实证	平喘；利水
桂枝	甘温力缓	①风寒表实证；②风寒表虚证	温经通阳
紫苏	行气宽中	外感风寒兼气滞胸闷	安胎；解毒
生姜	和缓	外感风寒轻证	止呕；止咳
香薷	内化湿浊	外感风寒内伤于湿	利水消肿
荆芥	善散风邪	①风寒表证；②风热表证	炒炭止血；麻疹及瘙痒
防风	治风之通药	①风寒；②风热；③风湿	入肝解痉
羌活	胜湿	外感风寒夹湿	止痛（上半身为佳）
白芷	芳香走窜	外感风寒或夹湿	善止阳明头痛；消肿排脓
细辛	散寒走表又入里	①风寒表证；②阳虚外感	止痛；宣通鼻窍；温肺化饮
藁本	善入颠顶	外感风寒颠顶疼痛	祛风胜湿
苍耳子	善通鼻窍	外感风寒头痛鼻塞	治鼻渊；祛风湿止痛

2. 发散风热药

药名	性能特点	用于风热表证的特点	其他
薄荷	发散风热力强	①风热表证；②温病初起	①清利头目；②利咽；③透疹
牛蒡子	解毒利咽	风热表证咽喉肿痛	①透疹；②解毒消肿
蝉蜕	宣肺开音	①风热表证；②风热郁肺；③咽痛音哑	①透疹；②明目退翳；③息风止痉
淡豆豉	疏散力缓	①风热表证；②风寒表证	除烦
桑叶	善清肺经风热	风热之邪客肺	①清肺润燥；②清肝明目；③凉血
菊花	善清上焦风热	风热表证或温病初起	①清肝、养肝明目；②平肝；③解毒
葛根	药性平和解表生津	风热或风寒兼项强者	①透疹；②升阳止泻；③生津止渴
柴胡	升散疏解透达少阳阳气	①邪在少阳；②外感发热	①疏肝解郁；②升举阳气
升麻	升散力强解毒	风热表证兼头痛	①透疹；②升阳举陷
蔓荆子	主散头面之邪	风热表证头痛、头昏	

3. 清热泻火药

药名	性能特点	用于火热证的特点	其他
石膏	甘寒清热力强又不伤阴	①气分实热；②肺热喘咳；③胃火牙痛	煅用收敛生肌
知母	清热又滋阴	①气分实热；②肺热燥咳；③阴虚火旺	滋阴润燥
芦根	清热力强	①热病口渴；②肺热咳嗽；	除烦止呕
天花粉	生津力胜	①热病口渴；②肺热燥咳；	消肿排脓
栀子	清泄三焦火邪	①热病烦躁；②心胃之火；③肝火目赤	①清利湿热；②凉血解毒；③消肿痛
夏枯草	善清肝火	肝经实火	散郁结
决明子	泻肝火	肝火目赤	①养肝阴；②润肠通便

4. 清热燥湿药

药名	性能特点	用于湿热证的特点	其他
黄芩	善清上焦湿热	湿温痞闷	①清肺火；②清热安胎；③清少阳热；④凉血止血
黄连	善清中焦湿热	湿热泻痢	①清心、胃火；②泻火解毒力强
黄柏	善清下焦湿热	①湿热带下、热淋；②湿热黄疸	①泻火解毒；②退热除蒸
龙胆草	善清下焦湿热	①阴肿阴痒、带下；②湿疹	善清肝胆实火
苦参	除下焦膀胱湿热	①热痢带下；②阴肿、湿疹、疥癣	杀虫止痒
秦皮	清热燥湿兼收涩	湿热泻痢	清肝明目

5. 清热凉血药

药名	性能特点	用于血热证的特点	其他
生地黄	清热凉血并重	①热入营分证；②血热出血	养阴生津
玄参	滋阴降虚火	①温邪入营；②温邪内陷心包	①解毒散结；②滋肾阴、降相火

续表

药名	性能特点	用于血热证的特点	其他
牡丹皮	凉血又活血	①热入营血；②血热出血；③血滞经闭、跌打损伤	①善透阴分伏热；②消痈肿
赤芍	凉血又散瘀止痛	①热入营血；②血热出血	经闭癥瘕，兼清肝火
紫草	善入肝经	热毒发斑	凉血解毒透疹、痈疮湿疹
水牛角	清心肝胃三经之火	①热入营血；②血热出血	

6. 清虚热药

药名	性能特点	用于湿热证的特点	其他
青蒿	除骨蒸，透阴分伏热	①温邪伤阴，夜热早凉；②阴虚发热，劳热骨蒸	①解暑；②截疟
地骨皮	善除有汗骨蒸	阴虚发热，骨蒸盗汗	①凉血；②清肺降火
银柴胡	除疳热	①阴虚发热，骨蒸潮热；②小儿疳积发热	
胡黄连	除疳热	①阴虚发热，骨蒸潮热；②小儿疳积发热	清湿热

7. 清热解毒药

	药名	性能特点	用于热毒证的特点	其他
解毒消痈肿	解表 金银花	解毒力强	①一切痈肿疔疮；②风热表证	凉血止痢
	解表 连翘	疮家圣药	①一切痈肿疔疮；②风热表证	散郁结
	紫花地丁	善消疔肿	各种痈肿疔疮	利湿通淋
	蒲公英	清热解毒作用强	善治乳痈	①清肺热；②利尿通淋
	鱼腥草	偏入肺经排脓	善治肺痈	
	红藤	活血止痛	善治肠痈	祛瘀止痛解毒
	败酱草	排脓消痈止痛	治肠痈（脓成未成皆可）	
解毒凉血	大青叶	凉血消斑力强	①温热病热毒发斑；②痄腮咽肿	
	板蓝根	解毒利咽	①痄腮及热毒疮痈；②咽喉肿痛	
	青黛	善凉肝	①热毒发斑；②肝热惊风	

续表

	药名	性能特点	用于热毒证的特点	其他
解毒治痢	马齿苋	善解毒凉血	主治赤痢脓血	凉血止血
	白头翁	善除肠胃热毒蕴结	主治热毒血痢	
	鸦胆子	有毒	善治休息痢	①截疟；②蚀疣
解毒利咽	射干	祛痰散结	痰热壅盛之咽喉肿痛	
	山豆根	大苦大寒善利咽	热毒蕴结之咽喉肿痛	
	马勃	味辛质轻入肺经	风热及肺火之咽喉肿痛	

8. 化湿药

药名	性能特点	用于湿邪中阻的特点	其他
苍术	苦温燥湿作用强	湿阻中焦证	①风湿痹证；②风寒表证夹湿
厚朴	行气除胀力强	湿阻中焦胀满	①胃肠积滞；②咳喘痰多
砂仁	善入脾胃经	湿阻中焦及脾胃气滞证	①脾胃虚寒；②安胎
藿香	芳香化湿力强	湿阻中焦证	①暑湿证及湿温初起；②止呕
白豆蔻	偏入中上二焦	湿阻中焦及脾肺气滞	止泻

9. 泻下药

	药名	性能特点	用于积滞水饮证的特点	其他
攻下	大黄	生用峻下 肠胃积滞	①热便秘结； ②宿食停滞	①凉血止血； ②清热解毒； ③活血祛瘀； ④清湿热积滞
	芒硝	咸苦软坚	实热燥结便秘	①清热止痛； ②外用消痈肿
	番泻叶	导滞	热结便秘	
润下	火麻仁	质润多脂	肠燥便秘	
	郁李仁	善润肠		利水消肿
峻下逐水	甘遂	除经隧之水泻水力强	皆用于水肿、臌胀、胸胁停饮里实证	①风痰癫痫； ②疮痈肿毒
	京大戟	除脏腑之水泻水力小于甘遂		痈肿疮毒、痰核瘰疬
	芫花	善泻胸胁之水泻水力小于京大戟		①痰饮咳喘； ②头疮顽癣
	巴豆	辛热大毒 温通峻下	①寒积便秘； ②腹水臌胀	①寒实结胸及喉痹； ②外用疮痈疥癣
	牵牛子	通利二便	水肿、臌胀	①痰饮咳喘； ②虫积腹痛
	商陆	通利二便		疮痈肿毒

10. 祛风湿药

	药名	性能特点	用于痹症的特点	其他
散寒	独活	善祛在下在里之伏风 止痛效果好	善治下半身痹证	①风寒表证兼湿；②少阴头痛
	威灵仙	善走窜通行经络	善治行痹	诸骨梗咽
	川乌	散寒止痛作用好	治痹痛及诸寒疼痛	①有大毒　先煎；②跌打损伤
	蕲蛇	能搜风透骨，舒筋活络	治顽痹及半身不遂	①有毒；②急慢惊风；③破伤风
	木瓜	功专疏通经络	风湿痹痛筋脉拘急	①吐泻转筋；②消食
清热	防己	祛风湿而性寒	风湿痹痛兼热者	利水
	秦艽	性寒、舒筋络	热痹兼筋脉拘挛	湿热黄疸、潮热
	桑枝	性平走四肢关节	热痹拘挛（上肢）	利水
	豨莶草	性寒、舒筋络	热痹拘挛	清热解毒
强筋骨	五加皮	补肝肾强筋骨	风湿痹痛腰膝酸软	利水
	桑寄生			安胎
	狗脊			

11. 温里药

药名	性能特点	用于里寒证的特点	其他
附子	峻补下焦元阳	①亡阳证；②肾阳不足命门火衰；③心阳、脾阳虚证	散寒止痹痛
干姜	温中散寒力强	①中焦里寒证；②亡阳证	温肺化饮
肉桂	善补命门之火	①肾阳不足，命门火衰；②下元虚衰，虚阳上浮	①脘腹冷痛；②寒疝腹痛；③寒痹；④闭经、痛经
吴茱萸	既温胃，又暖肝肾	①中焦虚衰，脘腹冷痛；②寒疝腹痛；③厥阴冷痛	疏肝下气
小茴香	散厥阴经寒邪，暖肝肾	寒疝腹痛，睾丸偏坠胀痛	
高良姜	功专散寒止痛	胃寒冷痛、呕吐	
丁香	善于温中降逆又温肾	①胃寒脘腹冷痛、呕吐呃逆；②肾虚阳痿、宫冷	

12. 利水渗湿药

	药名	性能特点	用于水湿病证的特点	其他
消肿	茯苓	补利兼优之品	各种水湿病证	①健脾；②宁心安神
	薏苡仁	力不及茯苓，性微寒	①水湿病证；②热淋及湿温	清热排脓
	猪苓	利湿作用强	小便不利水肿	
	泽泻	性寒泄热	①水肿小便不利；②热淋带下	清下焦热及肾经湿热
	香加皮	有毒	水肿小便不利	祛风湿强筋骨
利尿通淋	车前子	性寒滑利通淋	①热淋；②水肿	①止泻；②明目
	滑石	性寒，滑利下窍	热淋	解暑祛湿
	关木通	通利力强，有毒	热淋、水肿	清心
	海金沙	善止尿道疼痛	各种淋证	
	石韦	性寒，凉血止血	善治血淋	肺热咳喘
	草薢	利湿祛浊	善治膏淋、白浊	风湿痹证
利湿退黄	茵陈蒿	善清利肝胆湿热	善治黄疸	
	金钱草	退黄疸，通淋排石	①黄疸；②石淋、热淋	恶疮，毒蛇咬伤

13. 理气药

药名	性能特点	治疗气滞证的特点	其他
橘皮	善理脾肺气滞	①脾胃气滞脘腹胀痛； ②湿阻中焦脘腹胀满	燥湿化痰
枳实	破气除痞作用峻猛	①食积脘腹胀满； ②泻痢腹痛	①消积； ②除痞满
木香	行气力强走大腹	周身气滞，尤其是肠胃气滞	
香附	主入肝经走少腹	肝郁气滞月经不调	调经止痛
青皮	主入肝胆破气滞	肝郁气滞疝气腹痛	食积腹痛
沉香	善散胸腹阴寒又降逆	①胸腹胀痛，脘腹冷痛； ②胃寒呕吐	纳气平喘
川楝子	性寒，入肝，泄郁热	肝郁化火诸痛证	杀虫疗癣
乌药	温散肾与膀胱寒凝气滞，善走小腹	寒凝气滞所致胸腹诸痛证	温肾缩尿
薤白	善通胸阳	胸痹证	消积行气

14. 止血药

	药名	性能特点	用于出血证的特点	其他
凉血止血	白茅根	凉血止血又利尿	血热出血及尿血	
	大蓟	凉血止血散瘀	血热出血证	解毒消痈
	小蓟	凉血止血散瘀又利尿	①血热出血证；②尿血	解毒消痈，力不及大蓟
	地榆	善消下焦血热	下焦血热出血	解毒敛疮
	槐花	善清大肠之热	①血热出血；②痔血便血	清肝火
	侧柏叶	既凉血又收敛	血热出血证	化痰止咳
化瘀止血	三七	止血不留瘀，化瘀不伤正	各种内外出血	活血定痛
	茜草	专入肝经，凉血又散瘀	①血热夹瘀出血证；②血瘀经闭	风湿痹证
	蒲黄	性平，化瘀，利尿	各种出血证	化瘀止痛
收敛止血	白及	质黏性涩，止血作用好	内外出血证（尤其是肺胃出血证）	消肿生肌
	仙鹤草	性平味涩	各种出血证	①止痢；②杀虫
温经止血	艾叶	善暖胞宫	①虚寒出血；②寒客胞宫月经不调痛经	安胎
	炮姜	主入脾，温脾阳	虚寒性出血	虚寒腹痛
	灶心土	温中焦，收摄脾气	脾气虚寒不能统血，便血崩漏	止泻

15. 活血化瘀药

	药名	性能特点	用于血瘀证的特点	其他
活血止痛	川芎	活血行气	各种血瘀气滞证	①祛风止痛；②通痹止痛
	延胡索	止痛作用好	气血瘀滞诸痛证	
	郁金	既活血又解肝郁，止疼痛	气滞血瘀的胸胁腹痛	①清心开窍；②利湿退黄；③凉血止血
	乳香	功善活血伸筋	①跌打损伤疮疡痛肿；②瘀血阻滞之心腹疼痛及风湿痹痛	
	没药	功善散瘀止痛	①跌打损伤疮痈肿痛；②瘀血阻滞之心腹疼痛及风湿痹痛	
	五灵脂	功擅入肝经活血，化瘀止痛	用于瘀血阻滞诸痛证	化瘀止血

续表

	药名	性能特点	用于血瘀证的特点	其他
活血调经	丹参	善活血调经	①妇女月经不调痛经；②血瘀之心胸脘腹疼痛及癥瘕积聚	①养血安神；②凉血消痈
	红花	活血通经	①血滞经闭痛经；②癥瘕积聚及跌打损伤	
	益母草	善活血调经，为妇科经产要药	血滞经闭痛经恶露不尽	利水消肿
	牛膝	性善下行	①妇科血瘀证；②跌打损伤	①补肝肾强筋骨；②引血下行；③利水通淋
	桃仁	祛瘀力强	①瘀血的经闭、痛经、腹痛；②癥瘕积聚及跌打损伤	①润肠通便；②肺痈肠痈
	鸡血藤	既补血又活血	血瘀血虚引起妇科病	舒筋活络

续表

	药名	性能特点	用于血瘀证的特点	其他
活血疗伤	䗪虫	活血力强，善续筋接骨	①跌打损伤，骨折瘀痛；②血瘀经闭癥积	
	骨碎补	活血疗伤	跌打损伤，骨折	温补肾阳益虚损
	马钱子	开通经络，止疼痛	①跌打损伤；②痈疽肿痛；③风湿顽痹，麻木瘫痪等	
	血竭	入血分而散瘀止痛	①跌打损伤及瘀滞心腹疼痛；②外伤出血及疮疡不敛	
破血消癥	莪术	行气力大	血瘀气滞及癥瘕积聚经闭	食积脘腹胀痛
	三棱	破血力大		
	水蛭	善治久积之瘀血	癥瘕积聚，血瘀经闭	
	虻虫	善治暴积之瘀血		

16. 化痰止咳平喘药

	药名	性能特点	用于痰喘证的特点	其他
化痰	半夏	性温燥湿化痰	①湿痰；②寒痰	①降逆止呕；②消痞散结
	天南星	燥湿化痰优于半夏	①湿痰寒痰；②顽痰	祛风止痉
	旋覆花	降气化痰平喘	咳嗽痰多	降胃气止呕吐
	桔梗	善上行宣开肺气	肺气不宣咳嗽痰多	①利咽喉；②排脓
	川贝母	既清肺热又润肺燥	①痰热咳嗽；②阴虚燥咳	清热散结
	浙贝母	清热散结力强	风热咳嗽	瘰疬痈疡疮毒
	瓜蒌	清肺化痰又宽胸散结	①痰热咳嗽；②胸痹，结胸	①肺痈，乳痈；②肠燥便秘
	禹白附	善上行头目，祛风痰	①中风口眼㖞斜；②风痰头面诸疾	瘰疬痰核毒蛇咬伤
	白芥子	善治胁下及皮里膜外之痰	寒痰喘咳，悬饮	利湿活络
	竹茹	善清痰热	痰热咳嗽，心烦不眠	清胃热止呕吐

续表

	药名	性能特点	用于痰喘证的特点	其他
止咳平喘	苦杏仁	降肺气	咳嗽气喘	润肠通便
	桑白皮	泻肺平喘且不伤正	肺热喘咳	利水消肿
	葶苈子	专泻肺中痰火	痰涎壅盛喘咳	利水消肿力强
	苏子	长于降气化痰	痰壅气逆咳喘	润肠通便
	百部	功专润肺止咳	肺痨咳嗽百日咳	生用灭虱杀虫
	紫菀	润肺下气长于化痰	咳嗽有痰	
	马兜铃	善降肺气性寒	肺热喘咳	
	枇杷叶	肃降肺气性寒	肺热喘咳	清胃热止呕吐
	款冬花	润肺下气长于止咳	多种咳嗽	
	白果	敛肺定喘亦化痰	哮喘痰嗽	收敛止遗

17. 安神药

	药名	性能特点	用于失眠症的特点	其他
重镇安神	朱砂	善清心热镇心神	①心火亢盛心悸失眠；②惊风，癫痫	清热解毒
	龙骨	重镇安神要药	心悸失眠，惊痫癫狂	平肝潜阳
	琥珀	镇心定惊安神	心悸失眠，惊痫癫狂	①瘀血阻滞证；②淋证，癃闭
养心安神	酸枣仁	养心阴，益阴血	心悸失眠	敛汗
	柏子仁	甘润养心安神	心悸失眠	润肠通便
	远志	交通心肾，安神志	①惊悸，失眠健忘；②痰阻心窍，癫痫发狂	①祛痰止咳；②消散痈肿
	夜交藤	味甘养心安神	虚烦多梦	通络止痛

18. 驱虫药

药名	性能特点	驱杀寄生虫的特点	其他
槟榔	杀虫力强，并有泻下作用	多种肠道寄生虫（尤为绦虫）	①消积行气；②利水消肿
使君子	善驱蛔虫与蛲虫	蛔虫证，蛲虫证	小儿疳积
苦楝皮	有较强毒杀作用	蛔虫、蛲虫、钩虫等证	疗癣
南瓜子	驱杀绦虫不伤正气	绦虫证	
鹤芽草	有泻下作用	绦虫证	研粉吞服

19. 平肝息风药

	药名	性能特点	用于阳亢及风动的特点	其他
平肝潜阳	石决明	既凉肝又镇肝	肝阳上亢，头晕目眩	清肝明目
	牡蛎	微寒而涩	肝阳上亢，头晕目眩	①软坚散结；②收敛固涩
	代赭石	质重长于镇潜	肝阳上亢，头晕目眩	①降胃气止呕逆；②止血
	刺蒺藜	苦辛平	肝阳上亢，头晕目眩	①祛风止痒；②疏肝解郁

续表

	药名	性能特点	用于阳亢及风动的特点	其他
息风止痉	羚羊角	善入肝，且性寒清热力强	①肝风内动，惊痫抽搐；②肝阳上亢，头晕目眩	①清热解毒；②清肝明目；③清肺止咳
	牛黄	凉肝，息风止痉效佳	壮热神昏，痉挛抽搐	①豁痰开窍；②清肝明目
	钩藤	息风止痉，和缓又平肝	①肝风内动，惊痫抽搐；②眩晕头痛	
	天麻	息风止痉的要药，又平肝	①肝风内动，惊痫抽搐；②眩晕头痛	祛风湿止痹痛
	地龙	清肝热，息风止痉	高热惊厥，癫狂	①通络；②平喘；③利尿
	全蝎	平息肝风止痉	痉挛抽搐重症	①解毒散结；②通络止痛
	蜈蚣	息内风及通经络	痉挛抽搐重症	同全蝎
	僵蚕	息风止痉兼化痰	①惊痫抽搐；②风中经络，口眼㖞斜	①祛风止痛；②解毒散结

20. 收涩药

	药名	性能特点	用于滑脱证的特点	其他
固表止汗	麻黄根	止汗专品	自汗盗汗	
敛肺润肠止泻	五味子	上敛肺气，下滋肾阴	肺虚久咳，肺肾两虚喘咳	①生津；②安神
	乌梅	酸涩敛肺涩肠	①肺虚久咳；②久泻久痢	①安蛔；②生津
	罂粟壳	酸涩敛肺涩肠效佳	①久泻久痢；②肺虚久咳	止痛
	诃子	涩肠敛肺	①久泻久痢；②久咳失音	
	肉豆蔻	涩肠止泻	久泻	温中止痛
固精缩尿止带	山茱萸	收敛固涩，补益肝肾	①肝肾不足腰膝酸软；②遗精遗尿崩漏等	
	海螵蛸	固精止带止血	①遗精带下；②各种出血证	①制酸；②收涩敛疮
	金樱子	固精涩肠	①遗精滑精；②遗尿带下；③久泻久痢	
	莲子	固精止泻止带	①肾虚遗精遗尿带下；②脾虚久咳	安神
	芡实	固精止泻止带	①肾虚遗精滑精带下；②脾虚久咳	

21. 开窍药

药名	性能特点	用于神昏证的特点	其他
麝香	走窜之性甚烈，有极强的开窍醒神作用	各种窍闭神昏	①消肿止痛；②活血通经；③引产
冰片	开窍同麝香但力弱	闭证神昏	清热止痛
石菖蒲	开心窍，去湿浊，醒神志	痰蒙清窍，神志昏乱	
蟾酥	辛温走窜，开窍醒神	痧胀腹痛，吐泻神昏	①清热解毒；②止痛

22. 消食药

药名	性能特点	用于食积的特点	其他
山楂	消油腻肉食积滞	肉食积滞诸证	活血祛瘀
鸡内金	消食化积力强	①各种食积；②疳积	固精缩尿
神曲	善消米面酒食之积	多种食积、酒积	
麦芽	善消淀粉性食积	米面薯芋等食积	回乳
莱菔子	除胀力强	善消面食积滞	下气消痰

23. 补虚药

	药名	性能特点	治疗各种虚症的特点	其他
补气	人参	补气作用强，大补元气补脾肺之气	①气脱证；②脾、肺虚弱	①益气生津止渴；②安神增智
	黄芪	补脾肺之气，固表升阳	①脾胃虚弱及中气下陷；②肺气虚弱及表虚自汗	①补气以利水；②补气托毒生肌；③补气以行血；④补气以摄血；⑤补气以生津
	白术	补脾气，燥湿利水	①脾气虚弱证；②脾虚痰饮、水肿	①补气固表止汗；②补气安胎
	甘草	能补益心脾之气	①脾气虚弱证；②心气不足的脉结代	①润肺止咳；②解毒；③缓急止痛；④调和药性
	党参	补气力缓，性质平和	①脾气虚弱证；②肺气虚弱证	①补气生津；②益气养血
	山药	补益脾肺肾之气又益阴	①脾胃虚弱证；②肺虚及肺肾两虚的喘咳；③肾虚不固的遗精遗尿	益气生津
	大枣	补脾气，养血安神	脾气虚弱证	①养血安神；②缓和峻烈药性

续表

	药名	性能特点	治疗各种虚症的特点	其他
补阳	鹿茸	峻补肾阳益精血	①肾阳虚诸证；②精血不足筋骨不健	①温补元气固冲任；②补阳托疮生肌
	杜仲	平补肝肾壮腰膝	肝肾不足，腰膝酸软	补肝肾安胎
	续断	平补肝肾	肝肾不足，腰膝酸软	①补肝肾安胎；②续筋接骨
	巴戟天	补肾阳，强筋骨	①肾阳虚诸证；②肝肾不足筋骨不健	祛风除湿
	补骨脂	补肾阳，强筋骨	①肾阳虚诸证；②肾不纳气虚喘	温脾止泻
	益智仁	助肾阳，固精缩尿	肾阳虚的滑脱证	暖脾止泻摄唾
	淫羊藿	壮肾阳，强筋骨	①肾阳虚诸证；②肝肾不足筋骨不健	祛风除湿
	菟丝子	补益肝肾，益精明目	①肾虚阳痿，遗精；②肝肾不足目暗昏花	①温脾止泻；②补肝肾安胎
	蛤蚧	补益肺肾而纳气	肺肾两虚的虚喘	益精血治阳痿
	冬虫夏草	补益肺肾，阴阳俱补	①肾虚诸证；②肺肾两虚久咳，痰血	

续表

	药名	性能特点	治疗各种虚症的特点	其他
补血	当归	补血活血调经	①血虚诸证；②血虚或血瘀妇科病	①活血止痛；②活血消痈；③补血润肠
	熟地黄	补血养阴	①血虚诸证；②肾阴不足证	补肝肾益精髓
	白芍	养血调经敛阴柔肝	①血虚妇科病；②血虚或肝气不舒的疼痛	①平肝潜阳；②敛汗
	何首乌	平补肝肾益精血	①血虚诸证；②精血亏虚的须发早白	①截疟；②润肠
	阿胶	补血滋阴	①血虚诸证；②阴虚、燥咳证	止血
	龙眼肉	养血安神	心脾两虚，心悸失眠	
补阴	北沙参	养肺、胃阴	①肺阴虚，肺热咳嗽；②胃阴虚口渴咽干	
	麦门冬	养心肺胃之阴	①肺阴虚或兼燥热；②胃阴虚证；③心阴虚证	清心热除烦

续表

	药名	性能特点	治疗各种虚症的特点	其他
补阴	龟板	滋肝肾阴，养血补心	①阴虚阳亢证；②肾虚筋骨不健；③心虚惊悸失眠	①潜阳；②健骨；③固经止血
	鳖甲	滋肾阴	阴虚阳亢证	①潜阳；②软坚散结
	百合	滋肺阴，养心阴	①肺阴虚或有燥热；②热病后期虚烦惊悸	清心安神
	天门冬	滋肺阴，养肾阴	①肺阴虚证；②肾阴虚潮热盗汗	①清虚火；②生津
	石斛	益胃阴，养肾阴	①胃阴不足证；②肝肾阴虚目暗不明	①善清热；②生津；③明目
	玉竹	滋肺阴，益胃阴	①阴虚肺燥证；②胃阴不足口渴	善生津润燥
	枸杞子	养肝肾阴，明目	肝肾阴虚目暗不明	

二、同治一证的药物比较

中药种类繁多，性味各异，虽某些药物同治某一病证，但作用机理及适用证型却有不同，学习者在临床用药时感到很难把握。将同治某一病证的诸多药物联系起来，并按其证型进行分类分析，可使学习者将零散的知识有机地联贯起来，由点连成线，由线及面，构成良好的点线知识结构，为适应临床辨证用药打下良好基础。

1.外感风寒表证

主证	证型	常用药物
外感风寒表证	表实无汗	麻黄
	表虚有汗	桂枝
	气滞胸闷	紫苏
	咳嗽呕吐	
	兼湿肢体酸痛	防风、羌活、白芷
	兼头痛鼻塞	细辛、白芷
	内兼湿浊	香薷、藿香
	兼阳虚	细辛
	轻症	生姜、葱白
	风邪偏盛	荆芥、防风

2. 外感风热表证

主证	证型	常用药物
外感风热表证	风热上攻	薄荷、菊花、桑叶、蝉蜕、升麻、金银花、连翘
	头痛目赤咽痛	
	兼咳嗽咯痰不利	牛蒡子、桑叶
	疹出不透	蝉蜕、葛根、升麻、薄荷
	头痛、牙痛	蔓荆子、升麻

3. 咽喉肿痛

主证	证型	常用药物
咽喉肿痛	风热上攻	薄荷、牛蒡子、菊花、蝉蜕、连翘、金银花、白僵蚕、玄参
	热毒蕴结	大青叶、青黛、朱砂、板蓝根、牛黄、蟾酥、山豆根、射干、蒲公英、生甘草、黄芩、地丁
	阴虚虚火上炎	玄参
	外用吹喉	朱砂、硼砂、冰片、西瓜霜、牛黄、珍珠

4. 咳喘

主证	证型	常用药物
咳喘	风寒犯肺	麻黄、细辛、紫苏、荆芥、生姜、白前
	寒饮伏肺	细辛、干姜
	痰湿内阻	半夏、天南星、橘皮、旋覆花、厚朴
	咳嗽痰多胸闷	白芥子、紫苏子、莱菔子、旋覆花、厚朴、桔梗
	气逆喘息	沉香、代赭石、杏仁
	无问新久偏寒偏热	百部
	痰热咳嗽	瓜蒌、贝母、竹茹、胆南星、马兜铃、枇杷叶、天竺黄、甘草
	痰黄稠难咯	
	阴虚燥咳	沙参、天冬、麦冬、阿胶、百合、知母、川贝、瓜蒌仁
	干咳痰少	
	风热袭肺燥邪伤肺	桑叶、前胡
	肺热咳喘	鱼腥草、车前子、黄芩、桑白皮、地骨皮、石膏、青黛、葶苈子
	肺虚久咳	白果、五味子、人参、马兜铃
	肺肾两虚	蛤蚧、冬虫夏草、胡桃肉
	肾不纳气	

5. 头痛

主证	证型	常用药物
头痛	阳明经头痛	白芷
	太阳经头痛	羌活
	少阳经头痛	柴胡
	少阴经头痛	细辛
	厥阴经头痛	吴茱萸
	风寒	防风、荆芥、藁本、白芷、细辛、川芎
	风湿	藁本、白芷、羌活
	风热	菊花、薄荷、蔓荆子
	肝火	羚羊角、钩藤、夏枯草、龙胆草
	肝阳	石决明、代赭石、羚羊角、钩藤、天麻
	气虚	人参、黄芪、白术、甘草
	血虚	当归、熟地黄、白芍、川芎
	瘀血	桃仁、红花、赤芍、川芎、麝香

6. 呕吐

主证	证型	常用药物
呕吐	寒湿气滞	橘皮、砂仁、白豆蔻、草豆蔻、紫苏、藿香
	胃寒	生姜、吴茱萸、丁香、高良姜、灶心土、荜澄茄
	胃寒气滞	小茴香、肉豆蔻
	肝逆犯胃	吴茱萸、苏叶、柴胡、青皮、郁金
	胃热	黄连、竹茹、芦根、枇杷叶
	湿阻中焦	藿香、苍术、旋覆花、半夏、茯苓
	胃阴不足	麦冬、石斛、天花粉、知母
	脾胃虚弱	人参、白术、白扁豆、甘草
	饮食停滞	神曲、山楂、莱菔子、麦芽、木香、橘皮、枳实、厚朴

7. 泄泻

主证	证型	常用药物
泄泻	湿热泄泻	黄芩、黄连、黄柏、苦参、秦皮、胡黄连
	兼有表证	葛根
	脾虚下陷	柴胡、升麻、黄芪
	脾虚	黄芪、白术、山药、人参、扁豆、大枣、甘草、葛根
	脾虚湿盛	茯苓、薏苡仁、白术
	脾肾阳虚	补骨脂、益智仁、吴茱萸、肉桂、附子、苍术
	湿盛水泄	车前子、猪苓、泽泻、苍术
	久泻不止	五味子、乌梅、诃子、肉豆蔻、赤石脂、禹余粮、金樱子、莲子
	食积不化	山楂、鸡内金、木香、青皮

8. 痢疾

主证	证型	常用药物
痢疾	湿热痢疾	黄芩、黄连、黄柏、苦参、秦皮、龙胆草
	热毒痢疾	马齿苋、白头翁、金银花
	虚寒痢	肉豆蔻、诃子、赤石脂、干姜、罂粟壳
	休息痢	白头翁、鸦胆子

9. 淋证

主证	证型	常用药物
淋证	热淋	车前子、滑石、木通、萹蓄、瞿麦、石韦、金钱草、栀子、黄柏、龙胆草、苦参、地龙、琥珀、牛膝
	膏淋	草薢、海金沙
	石淋	金钱草、海金沙、石韦、鸡内金、瞿麦
	血淋	牛膝、琥珀、小蓟、白茅根、石韦
	心热移于小肠	木通、竹叶

10. 肠燥便秘

主证	证型	常用药物
肠燥便秘	年老体衰	肉苁蓉、生首乌、杏仁、苏子、当归、蜂蜜、桑葚
	血热精亏	
	热病伤津	麦冬、玄参、生地、天冬、石斛、知母

11. 水肿

主证	证型	常用药物
水肿	兼有表证	麻黄
	肺气壅实	桑白皮、桂枝
	脾肾阳虚	附子、桂枝
	脾气虚	黄芪、白术、茯苓
	水湿停滞	茯苓、猪苓、泽泻
	湿热壅滞	车前子、木通、防己
	二便不利	牵牛子、商陆
	胀满实证	
	气滞血瘀	益母草、泽兰
	气滞水湿内停	槟榔、大腹皮
	水肿重症胸腹积水	甘遂、大戟、芫花

12. 痹证

主证	证型	常用药物
痹证	风痹	独活、威灵仙、天麻、羌活、防风、秦艽、川芎
	寒痹	白花蛇、乌梢蛇、全蝎、蜈蚣、附子、桂枝、川乌、草乌、肉桂、仙茅、麻黄
	湿痹	防己、薏苡仁、木瓜、苍术、草薢
	热痹	地龙、黄柏、忍冬藤、桑枝
	日久肝肾两虚	五加皮、桑寄生、续断、牛膝、狗脊、杜仲、巴戟天、淫羊藿、豨莶草
	瘀血凝滞	乳香、没药、姜黄、鸡血藤、川芎、当归

13. 带下

主证	证型	常用药物
带下证	脾虚失运，湿浊下注	茯苓、山药、白扁豆、白果、白芷
	肝经湿热下注	龙胆草、黄柏、苦参、秦皮、木通、车前子、土茯苓、泽泻、椿皮
	肾阳不足，带下冷清	补骨脂、菟丝子、沙苑子、鹿茸、狗脊、蛇床子、山萸肉、禹余粮、金樱子、白果
	日久不愈，带下成脓	龙骨、牡蛎、莲子、芡实、乌贼骨

14. 痰证

主证	证型	常用药物
痰证	寒痰	半夏、天南星、白芥子、紫苏子
	湿痰	半夏、天南星、橘皮、旋覆花
	热痰	瓜蒌、瓜蒌仁、贝母、竹茹、胆南星、桔梗、牛黄
	燥痰	瓜蒌仁、川贝母、瓜蒌、百合、百部
	风痰	白附子、天南星
	顽痰	礞石、天南星
	瘰疬痰核	海藻、昆布、黄药子、海蛤壳、海浮石、白僵蚕、牡蛎
	阴疽流注	白芥子、麻黄、鹿角

15. 气滞证

主证	证型	常用药物
气滞证	脾胃气滞	木香、槟榔、苏梗、砂仁、白豆蔻、橘皮、大腹皮、厚朴、槟榔、三棱、莪术、乌药、沉香
	肝气郁滞	青皮、香附、柴胡、佛手、香橼、川楝子、郁金
	肺气壅滞	厚朴、橘皮、苏子、麻黄、杏仁
	气滞血瘀	郁金、延胡索、川芎、三棱、莪术
	湿阻气滞	白豆蔻、大腹皮、槟榔、厚朴、橘皮
	寒凝气滞	乌药、沉香、橘皮、砂仁、白豆蔻、厚朴
	寒湿气滞	橘皮、厚朴、砂仁、白豆蔻
	气郁化火	川楝子、郁金、枳实

16. 出血证

主证	证型	常用药物
出血证	吐血	白及、乌贼骨
	咳血咯血	白及、乌贼骨
	衄血	大蓟、小蓟、侧柏叶、白茅根、白及
	尿血血淋	白茅根、小蓟、蒲黄、血余炭
	崩漏下血	艾叶炭、侧柏叶、灶心土
	多种出血证	仙鹤草、棕榈炭、藕节、血余炭
	出血日久	赤石脂、禹余粮、阿胶
	血热出血	大蓟、小蓟、生地、牡丹皮、赤芍、栀子、旱莲草、大黄
	脾虚中寒	灶心土、艾叶、炮姜、鹿角胶
	失其统摄	
	瘀血阻滞	三七、茜草、花蕊石、血余炭、藕节、蒲黄、五灵脂

17. 脏腑火热实证

主证	证型	常用药物
脏腑火热实证	心火	黄连、栀子、莲子心、连翘心、丹参、牛黄、朱砂、木通、竹叶、麦冬、郁金
	肝火	龙胆草、菊花、夏枯草、钩藤、黄连、羚羊角、桑叶、青黛、秦皮
	胃火	石膏、黄连、知母、升麻、芦根、黄芩、大黄、竹茹、枇杷叶
	肺热	石膏、知母、黄芩、桑白皮、地骨皮、芦根、鱼腥草

18. 痈肿疮疡

主证	证型		常用药物
痈肿疮疡	外痈		蒲公英、地丁、野菊花、重楼、金银花、黄芩、黄连、黄柏、栀子、赤芍、大黄、乳香、没药、连翘、雄黄、瓜蒌、皂角刺、丹参、麝香、三七、蟾酥
	内痈	肠痈	大黄、牡丹皮、冬瓜仁、薏苡仁、红藤、败酱草、桃仁
		肺痈	合欢皮、桃仁、芦根、冬瓜仁、鱼腥草、桔梗、贝母、薏苡仁
		胃脘痈	射干、升麻、玄参、大黄、黄芩、栀子、芒硝、薏苡仁

19. 胎动不安

主证	证型	常用药物
妊娠腹痛，胎动不安，胎漏	气虚	人参、白术、炙甘草、黄芪
	血虚	熟地、白芍、当归、阿胶
	肾虚	菟丝子、续断、寄生、杜仲、阿胶
	气滞	苏梗、大腹皮、陈皮、柴胡、白芍、砂仁
	血热	生地黄、白芍、黄柏、知母、黄芩、龟板、苎麻根、竹茹
	外伤	杜仲、寄生、续断、当归、白芍

20. 跌打损伤

主证	证型	常用药物
跌打损伤，骨折	跌打损伤	乳香、没药、三七、川芎、延胡索、麝香、丹皮、赤芍、大黄、桃仁、红花、血竭
	瘀滞肿痛	
	骨折	乳香、没药、桃仁、红花、骨碎补、土鳖虫、自然铜、苏木、续断、合欢皮

三、同物异位药物功效、主治对比

所谓同物异位药物是指同科同属的药物，由于用药部位不同，分别具有不同的功能和主治，故在临床上作为不同药物运用。

天然药物离不开自然条件，即使同一药物，由于生长部位不同，及生长时间的差异，其所受自然禀气也不同，因此其性质亦不尽相同，这就是为什么虽然是同一药物，但或用其全草、或用其种子、或用其根茎，其临床治疗作用各有所长。

1. 紫苏叶、苏梗、苏子

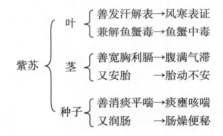

紫苏
- 叶
  - 善发汗解表→风寒表证
  - 兼解鱼蟹毒→鱼蟹中毒
- 茎
  - 善宽胸利膈→腹满气滞
  - 又安胎 →胎动不安
- 种子
  - 善消痰平喘→痰壅咳喘
  - 又润肠 →肠燥便秘

2. 麻黄、麻黄根

麻黄
- 草质茎
  - 主发汗→风寒表实证
  - 主平喘→咳嗽气喘
- 根→主敛汗→自汗盗汗

3. 桂枝、肉桂

肉桂
- 嫩枝
  - 主发散 →风寒表证
  - 温经通阳→诸阳气不得温通
- 树皮
  - 主温里、补肾阳→肾阳虚，命门火衰
  - 温通经脉→血寒经闭，寒痹腰痛

4. 生姜、生姜皮、生姜汁

生姜
- 根茎
  - 主发散 →风寒表证、轻症
  - 主温中止呕→胃寒呕吐
- 外皮→主利水消肿→水肿、小便不利
- 汁 →主开痰止呕→呕吐不止及痰迷昏厥

5. 金银花、忍冬藤

忍冬
- 花蕾
  - 主疏散风热→外感风热及温病初起
  - 主清热解毒→痈肿疔疮
- 茎叶→主清经络风热→风湿热痹

6. 地骨皮、枸杞子

枸杞
- 根皮→主退热除蒸→阴虚发汗、盗汗骨蒸
- 果实→主滋补肝肾明目→肝肾阴虚、视力减退

7. 附子、乌头

乌头
- 子根
  - 主峻补下焦之元阳→亡阳证
  - 温补一身之阳气 →肾脾心诸脏腑阳虚
- 母根→主祛风通痹→寒湿痹痛

8. 茯苓、茯苓皮、赤茯苓、茯神

茯苓
- 菌核→主利水渗湿→小便不利、水肿、痰饮
- 外皮→主行皮肤水湿→皮肤水肿
- 近外皮部的红色部分→主渗利水湿→小便短赤、淋沥不畅
- 天然抱有松根者→主宁心安神→心神不宁、惊悸健忘

9. 槟榔、大腹皮

槟榔
- 种子
  - 主驱虫→多种肠道寄生虫，尤善治绦虫
  - 主行水消积→食积气滞、泻痢后重
- 果皮→主行水消肿→皮肤水肿

10. 橘皮、橘核、橘络、橘叶

橘
- 成熟果实之果皮
  - 主理气健脾→脾胃气滞，脘腹胀满
  - 又燥湿化痰→痰湿壅滞，咳嗽痰多
- 种子→主疏肝气散结止痛→疝气，睾丸肿痛
- 中果皮与内果皮之间维管束群 →主宣通经络，行气化痰→痰滞经络，咳嗽胁痛
- 树叶→主疏肝气，散结消肿→乳痈肿痛，乳房结块

11. 合欢皮、合欢花

合欢 { 树皮 { 安神解郁→忧郁失眠
活血消痈→骨折、内痈疮肿
花　→功专安神解郁→忧郁失眠

12. 龙骨、龙齿

化石 { 骨骼 { 镇惊安神→心悸失眠、惊痫癫狂
平肝潜阳→阴虚阳亢证
煅用收敛固涩→体虚滑脱证
牙齿→功专镇惊安神→惊悸失眠

13. 当归、当归身、当归尾

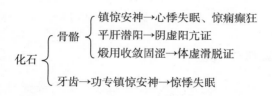

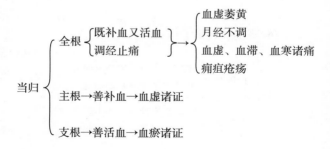

当归 { 全根 { 既补血又活血
调经止痛 } → { 血虚萎黄
月经不调
血虚、血滞、血寒诸痛
痈疽疮疡
主根→善补血→血虚诸证
支根→善活血→血瘀诸证

14. 人参、人参叶

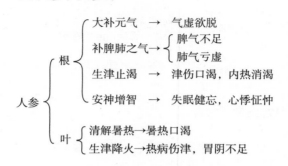

人参
- 根
  - 大补元气 → 气虚欲脱
  - 补脾肺之气 →
    - 脾气不足
    - 肺气亏虚
  - 生津止渴 → 津伤口渴，内热消渴
  - 安神增智 → 失眠健忘，心悸怔忡
- 叶
  - 清解暑热 → 暑热口渴
  - 生津降火 → 热病伤津，胃阴不足

15. 枳实、枳壳

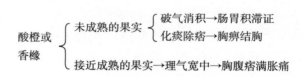

酸橙或香橼
- 未成熟的果实
  - 破气消积 → 肠胃积滞证
  - 化痰除痞 → 胸痹结胸
- 接近成熟的果实 → 理气宽中 → 胸腹痞满胀痛

16. 侧柏叶、柏子仁

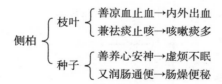

侧柏
- 枝叶
  - 善凉血止血 → 内外出血
  - 兼祛痰止咳 → 咳嗽痰多
- 种子
  - 善养心安神 → 虚烦不眠
  - 又润肠通便 → 肠燥便秘

17. 桑叶、桑枝、桑葚、桑白皮

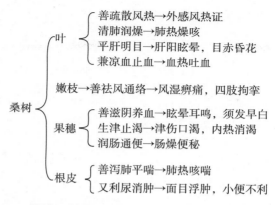

桑树
- 叶
  - 善疏散风热→外感风热证
  - 清肺润燥→肺热燥咳
  - 平肝明目→肝阳眩晕，目赤昏花
  - 兼凉血止血→血热吐血
- 嫩枝→善祛风通络→风湿痹痛，四肢拘挛
- 果穗
  - 善滋阴养血→眩晕耳鸣，须发早白
  - 生津止渴→津伤口渴，内热消渴
  - 润肠通便→肠燥便秘
- 根皮
  - 善泻肺平喘→肺热咳喘
  - 又利尿消肿→面目浮肿，小便不利

18. 竹叶、竹茹、竹沥

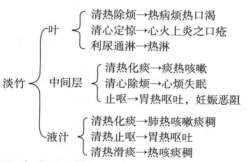

淡竹
- 叶
  - 清热除烦→热病烦热口渴
  - 清心定惊→心火上炎之口疮
  - 利尿通淋→热淋
- 中间层
  - 清热化痰→痰热咳嗽
  - 清心除烦→心烦失眠
  - 止呕→胃热呕吐，妊娠恶阻
- 液汁
  - 清热化痰→肺热咳嗽痰稠
  - 清热止呕→胃热呕吐
  - 清热滑痰→热咳痰稠

19. 郁金、姜黄

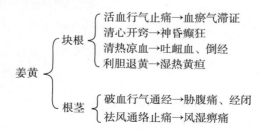

姜黄
- 块根
  - 活血行气止痛→血瘀气滞证
  - 清心开窍→神昏癫狂
  - 清热凉血→吐衄血、倒经
  - 利胆退黄→湿热黄疸
- 根茎
  - 破血行气通经→胁腹痛、经闭
  - 祛风通络止痛→风湿痹痛

20. 荆芥、荆芥穗、荆芥根

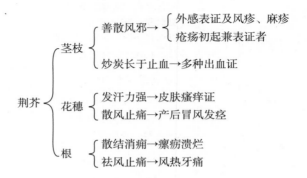

荆芥
- 茎枝
  - 善散风邪→
    - 外感表证及风疹、麻疹
    - 疮疡初起兼表证者
  - 炒炭长于止血→多种出血证
- 花穗
  - 发汗力强→皮肤瘙痒证
  - 散风止痛→产后冒风发痉
- 根
  - 散结消痛→瘰疬溃烂
  - 祛风止痛→风热牙痛

21. 川楝子、苦楝皮

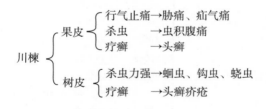

川楝
- 果皮
  - 行气止痛→胁痛、疝气痛
  - 杀虫　　→虫积腹痛
  - 疗癣　　→头癣
- 树皮
  - 杀虫力强→蛔虫、钩虫、蛲虫
  - 疗癣　　→头癣疥疮

22. 乌梢蛇、蛇蜕

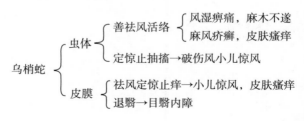

乌梢蛇
- 虫体
  - 善祛风活络
    - 风湿痹痛，麻木不遂
    - 麻风疥癣，皮肤瘙痒
  - 定惊止抽搐→破伤风小儿惊风
- 皮膜
  - 祛风定惊止痒→小儿惊风，皮肤瘙痒
  - 退翳→目翳内障

23. 仙鹤草、鹤草芽

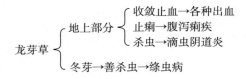

龙芽草
- 地上部分
  - 收敛止血→各种出血
  - 止痢→腹泻痢疾
  - 杀虫→滴虫阴道炎
- 冬芽→善杀虫→绦虫病

24. 橘皮、青皮

橘
- 成熟果皮
  - 理气健脾→脘腹胀满，食少吐泻
  - 燥湿化痰→咳嗽痰多
- 幼果或未成熟的果皮
  - 疏肝胆，破气滞→胁痛乳胀，疝气疼痛
  - 消积散滞→食积气滞

25. 何首乌、首乌藤（夜交藤）

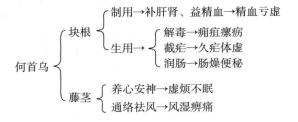

何首乌
- 块根
  - 制用→补肝肾、益精血→精血亏虚
  - 生用
    - 解毒→痈疽瘰疬
    - 截疟→久疟体虚
    - 润肠→肠燥便秘
- 藤茎
  - 养心安神→虚烦不眠
  - 通络祛风→风湿痹痛

26. 大青叶、板蓝根、青黛

菘蓝、马蓝
- 叶→主清热解毒，凉血消斑→热毒发斑
- 根→主清热解毒，利咽消肿→咽肿疮腮
- 色素→主清肝凉血解毒→小儿惊痫

27. 紫河车、脐带、血余炭、人中白、指甲

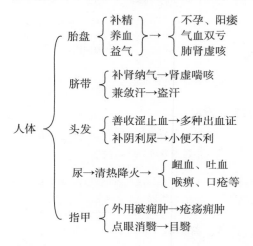

人体
- 胎盘 ⎰ 补精 / 养血 / 益气 ⎱ → ⎰ 不孕、阳痿 / 气血双亏 / 肺肾虚咳 ⎱
- 脐带 ⎰ 补肾纳气→肾虚喘咳 / 兼敛汗→盗汗 ⎱
- 头发 ⎰ 善收涩止血→多种出血证 / 补阴利尿→小便不利 ⎱
- 尿→清热降火→ ⎰ 衄血、吐血 / 喉痹、口疮等 ⎱
- 指甲 ⎰ 外用破痈肿→疮疡痈肿 / 点眼消翳→目翳 ⎱

28. 莲子、莲子心、莲须、莲房、荷叶、荷梗

荷
- 种仁 ⎰ 补脾止泻→脾虚泄泻 / 益肾固精→肾虚遗精，滑精 / 养心安神→心烦失眠 ⎱
- 胚芽→清心除烦→烦热神昏
- 雄蕊 ⎰ 清心固肾，涩精→梦遗滑精，遗尿 / 止血→吐血衄血崩漏 ⎱
- 花托→消瘀止血→崩漏，尿血等
- 叶片 ⎰ 清暑利湿→夏日暑湿证 / 引阳止血→血热出血证 ⎱
- 叶柄 ⎰ 理气宽胸→夏伤暑湿，胸闷不畅 / 和胃安胎→妊娠呕吐，胎动不安 ⎱

29. 瓜蒌皮、瓜蒌仁、全瓜蒌、天花粉

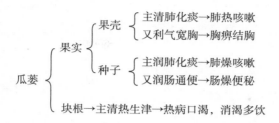

四、同归一经药物归类比较

药物归经是以脏腑经络理论为基础，以所治具体病证为依据。它是中药药性理论的重要组成部分。掌握了药物归经就可以抓住药物治疗疾病的重点，在临床用药上就可以有的放矢，药到病除。

临床上很多药物同归一经，但由于每味药物的性能特点不同，而分别具有不同的治疗作用。因此，归经历来都被认为是难记忆、难理解的。为此，我们将点线面知识结构引进归经理论学习中，学习者可以一目了然，抓住重点，形成良好的归经知识框架。

1. 心

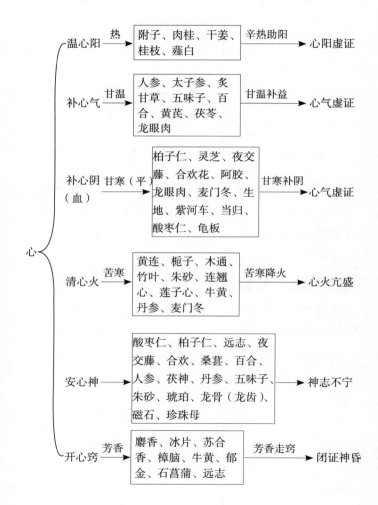

2. 肺

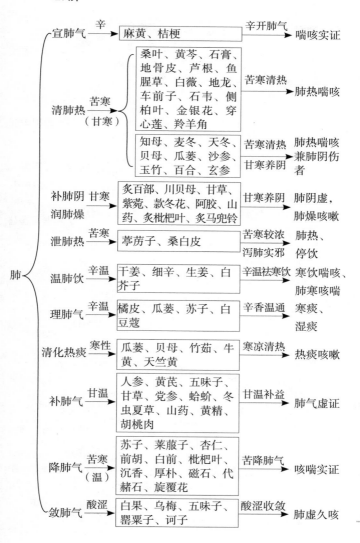

3. 脾、胃

脾、胃

补脾气 ——甘温——→ 人参、党参、黄芪、炙甘草、茯苓、白术、山药、大枣、扁豆、薏苡仁、黄精、饴糖、龙眼肉、芡实、莲子 ——甘温益气——→ 脾气虚证

温脾阳 ——辛热（温）——→ 附子、肉桂、干姜、桂枝、仙茅、硫黄、菟丝子、补骨脂、益智仁 ——辛热散寒——→ 脾阳虚证

化（燥）脾湿 ——辛苦温——→ 炙百部、川贝母、甘草、紫菀、款冬花、阿胶、山药、炙枇杷叶、炙马兜铃 ——甘寒养阴——→ 肺阴虚，肺燥咳嗽

健脾利湿 ——甘淡平——→ 茯苓、薏苡仁 ——甘淡渗泄——→ 脾虚湿盛

温中散寒 ——辛热（温）——→ 附子、干姜、肉桂、小茴香、沉香、高良姜、吴茱萸、生姜（煨姜）、花椒、丁香 ——辛热祛寒——→ 脾胃寒证

行气滞 ——辛热——→ 橘皮、青皮、枳壳（枳实）、厚朴、三棱、莪术、木香、紫苏 ——辛味行气——→ 脾胃气滞

养胃阴 ——甘寒——→ 沙参、麦门冬、玉竹、石斛、山药、知母、玄参 ——甘寒补阴——→ 胃阴虚证

清胃热 ——苦寒——→ 石膏、知母、栀子、芦根、天花粉、白茅根、黄连、竹茹、枇杷叶 ——苦寒降火——→ 胃热证

降胃气 ——苦温（寒）——→ 半夏、生姜、丁香、柿蒂、沉香、竹茹、芦根、枇杷叶、旋覆花、代赭石、厚朴、吴茱萸 ——苦降胃气——→ 呃逆、呕吐

制酸止痛 ——涩——→ 乌贼骨、瓦楞子、珍珠母、牡蛎 ——收涩抑酸——→ 胃酸过多

4. 肝、胆

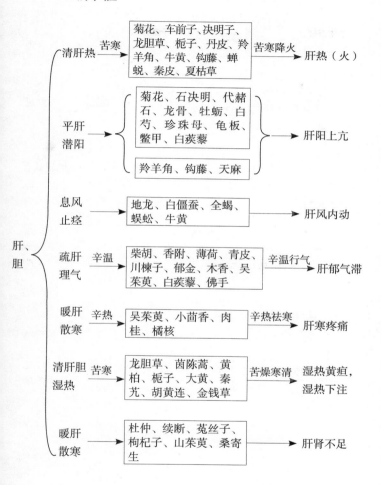

肝、胆

清肝热 —苦寒→ 菊花、车前子、决明子、龙胆草、栀子、丹皮、羚羊角、牛黄、钩藤、蝉蜕、秦皮、夏枯草 —苦寒降火→ 肝热（火）

平肝潜阳 → 菊花、石决明、代赭石、龙骨、牡蛎、白芍、珍珠母、龟板、鳖甲、白蒺藜

羚羊角、钩藤、天麻 → 肝阳上亢

息风止痉 → 地龙、白僵蚕、全蝎、蜈蚣、牛黄 → 肝风内动

疏肝理气 —辛温→ 柴胡、香附、薄荷、青皮、川楝子、郁金、木香、吴茱萸、白蒺藜、佛手 —辛温行气→ 肝郁气滞

暖肝散寒 —辛热→ 吴茱萸、小茴香、肉桂、橘核 —辛热祛寒→ 肝寒疼痛

清肝胆湿热 —苦寒→ 龙胆草、茵陈蒿、黄柏、栀子、大黄、秦艽、胡黄连、金钱草 —苦燥寒清→ 湿热黄疸，湿热下注

暖肝散寒 → 杜仲、续断、菟丝子、枸杞子、山茱萸、桑寄生 → 肝肾不足

5. 胃、大肠

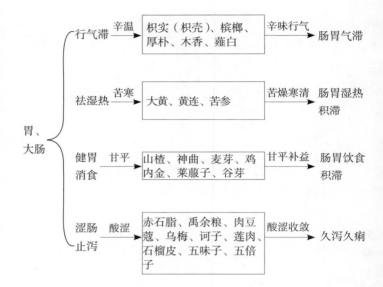

6. 肾、膀胱

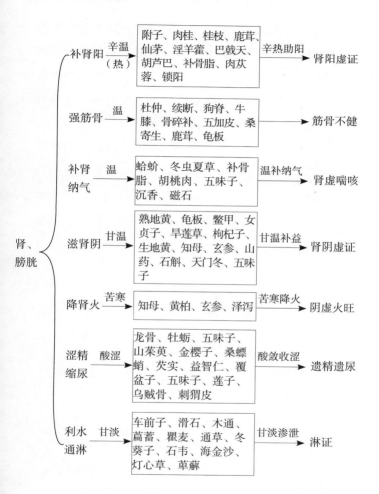

五、药物的不同炮制品功效、主治比较

炮制是药物在应用前或制成各种剂型以前必要的加工过程，包括对原药材进行一般修治整理和部分药材的特殊处理，后者也称为"炮制"。由于中药材大都是生药，不少药材必须经过特定的炮炙处理，才能符合治疗需要，充分发挥药效。

临床上，每味药物根据不同的药性特点和治疗要求而有多种炮炙方法，炮炙后的品种又具有不同的疗效。我们将同一药物采用不同法炮炙后的不同性能和疗效，用点线知识加以连贯，这样有利于临床上鉴别应用，合理用药。

1. 麻黄

麻黄
- 生麻黄 →
  - 发汗解表 → 风寒表实证
  - 利水消肿 → 风水证
- 蜜麻黄 → 善宣肺平喘 → 风寒喘咳
- 麻黄绒 → 较生者发汗力缓 → 虚人及老幼者感冒风寒

2. 荆芥

荆芥
- 荆　芥 → 功专发汗解表 → 外感表证无汗及风温初起
- 炒荆芥 → 祛风解表解痉 → 外无表证有汗及产后血虚惊风
- 荆芥炭 → 功专止血　　　→ 多种出血
- 荆芥穗 → 善散头部之表邪 → 外邪束表之头痛

3. 葛根

葛根
- 葛根→
  - 解表退热→表证兼项强
  - 透发斑疹→斑疹不透
  - 升阳生津→热病口渴及消渴
- 煨葛根→升阳止泻→脾虚泄泻

4. 姜

姜
- 生姜→
  - 发汗解表→风寒感冒轻症
  - 温中止呕→各种呕吐
  - 温肺止咳→风寒咳嗽
- 煨姜→善温中止呕→胃寒呕吐及脾胃虚寒证
- 姜汁→功专开痰止呕→恶心呕吐不止及痰厥昏迷的急救
- 姜皮→功专利水消肿→皮水

5. 石膏

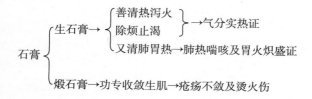

石膏
- 生石膏→
  - 善清热泻火
  - 除烦止渴 }→气分实热证
  - 又清肺胃热→肺热喘咳及胃火炽盛证
- 煅石膏→功专收敛生肌→疮疡不敛及烫火伤

6. 栀子

栀子 {
  栀　子→ {
    泻火除烦→热病心烦或虚烦不眠
    清热利湿→黄疸血淋
  }
  焦栀子→清热解毒之力缓→脾胃虚弱又热毒火盛
  栀子炭→凉血止血→各种出血证
}

7. 黄芩

黄芩 {
  黄　芩→ {
    清湿热，泻火毒→湿热证及热毒疮痈
    清少阳郁热→少阳郁热
    清热安胎→胎热不安
  }
  酒　芩→ {
    善清肺火→肺热咳嗽
    又善清上焦热→上焦火盛咽肿目赤
  }
  黄芩炭→凉血止血→血热出血
}

8. 大黄

大黄 {
  生大黄→泻下力峻猛→积滞便秘及湿热痢疾
  酒大黄→ {
    善清上焦火毒→火热上攻之目赤牙痛
    活血力较强→血瘀诸证
  }
  大黄炭→功专止血→血热出血
}

9. 芒硝

$$芒硝 \begin{cases} 芒\quad硝 \rightarrow \begin{cases} 软坚清热又润肠通便 \rightarrow 热结便秘 \\ 外用泻火解毒 \rightarrow 热盛目赤口疮等 \end{cases} \\ 玄明粉 \rightarrow 外用泻火解毒 \rightarrow 热盛目赤口疮等 \end{cases}$$

10. 甘遂

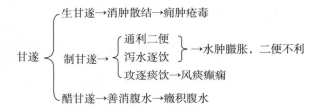

$$甘遂 \begin{cases} 生甘遂 \rightarrow 消肿散结 \rightarrow 痈肿疮毒 \\ 制甘遂 \rightarrow \begin{cases} 通利二便 \\ 泻水逐饮 \end{cases} \rightarrow 水肿臌胀，二便不利 \\ \qquad\qquad 攻逐痰饮 \rightarrow 风痰癫痫 \\ 醋甘遂 \rightarrow 善消腹水 \rightarrow 癥积腹水 \end{cases}$$

11. 山楂

$$山楂 \begin{cases} 生山楂 \rightarrow \begin{cases} 善消肉积 \rightarrow 饮食积滞 \\ 活血散瘀 \rightarrow 血瘀证 \end{cases} \\ 炒山楂 \rightarrow 功专消食化积，又缓和药性 \rightarrow 饮食积滞 \\ 焦山楂 \rightarrow 消食化积又消胀止泻痢 \rightarrow 食积脘腹胀痛泄泻 \end{cases}$$

12. 麦芽

$$麦芽 \begin{cases} 生麦芽 \rightarrow \begin{cases} 善消淀粉性食物 \rightarrow 饮食积滞 \\ 又和中兼回乳 \rightarrow 乳汁郁积及乳癖 \end{cases} \\ 炒麦芽 \rightarrow 消食回乳力胜 \rightarrow 食积腹胀泄泻 \\ 焦麦芽 \rightarrow 消食和中 \rightarrow 食积腹胀 \end{cases}$$

13. 半夏

半夏 {
生半夏→有毒外用能消肿散结→痈肿疮毒

法半夏→长于燥湿健脾→偏治湿痰，为治湿痰咳嗽要药

清半夏→长于化痰→偏治风痰，为治风痰眩晕、痰核要药

姜半夏→长于止呕和胃→多治寒湿呕吐

半夏曲→化痰止咳又消食积→多治痰饮咳嗽兼食滞
}

14. 天南星

天南星 {
生南星→有毒，外用消肿止痛→疮疖痈肿，痰核瘰疬

制南星→ {
理脾胃湿痰，又祛风解痉→为治风痰专药
（眩晕、中风半身不遂等）

清热化痰，息风定痉→善治痰热惊风抽搐
}
}

15. 紫菀

紫菀 {
紫菀→降气化痰力强→肺气闭塞，咳嗽痰多

蜜紫菀→润肺祛痰止咳力强→多治肺痨咳嗽或肺燥咳嗽
}

16. 杏仁

杏仁 {
苦杏仁→ {
长于降气止咳
润肠通便
} →多治各种咳嗽及肠燥便秘

焯杏仁→降低毒性以增强药性→同苦杏仁

炒杏仁→以温肺散寒为主→多治寒痰咳嗽
}

17. 苏子

苏子
- 苏　子 → 长于消痰利气，定喘又宽胸润肠 → 多治气壅痰滞咳嗽及肠燥便秘
- 炒苏子 → 长于温肺散寒，祛痰平喘 → 祛痰平喘
- 蜜苏子 → 长于润肺祛痰，降气平喘 → 肺虚喘咳

18. 款冬花

款冬花
- 款冬花 → 性温和，长于散寒止咳 → 内有寒，外有风寒之咳嗽
- 炙款冬花 → 润肺止咳力强 → 肺虚咳嗽

19. 百部

百部
- 百　部 → 生用杀虫灭虱力专 → 专治头体虱及蛲虫证
- 炙百部 → 润肺止咳力强 → 多治久咳

20. 木香

木香
- 木　香 → 行气止痛为主 → 胃肠气滞，脘腹胀满
- 煨木香 → 温中止泻为主 → 湿热下痢或寒湿泄泻

21. 香附

香附 {
香　附→理气解郁，调经之要药 →肝郁之月经不调

醋香附→引药入肝→多治肝郁气滞证

香附炭→善止血→多治崩漏
}

22. 斑蝥

斑蝥 {
斑　蝥→有剧毒，外用攻毒蚀疮 →瘰疬、疮疽、顽癣

米斑蝥→活血祛瘀→经闭、癥瘕
}

23. 川楝子

川楝子 {
生川楝子→长行气止痛，又疏泄解热 →肝郁诸痛及肝胃不和有热象者

炒川楝子→缓和苦寒之性，又杀虫疗癣 →同生川楝子，又治头癣

盐川楝子→引药下行→寒疝腹痛

醋川楝子→引药入肝，疏肝止痛力强→专治肝郁胁痛
}

24. 白矾

白矾 {
白矾→收敛，燥湿，解毒，祛痰→内服治吐衄泻痢，癫狂，黄疸

枯矾→燥湿、收敛作用增强→多外用，治疮疡久不收口、疥癣等
}

25. 硫磺

硫黄 {
硫　黄→生用有毒；外用杀虫止痒→疥、癣、皮肤瘙痒

制硫黄→壮阳通便→肾阳虚阳痿、虚喘冷秘
}

26. 地榆

地榆 {
生地榆→清热凉血解毒→赤痢带下，疮痈，外用治水火烫伤

地榆炭→凉血止血力强→下焦血热出血证
}

27. 蒲黄

蒲黄 {
蒲　黄→偏活血行瘀止痛→经闭、产后瘀阻、跌打损伤

蒲黄炭→偏于止血→吐衄、咳血等出血证
}

28. 艾叶

艾叶 {
生艾叶→散寒除湿力强→妇女经寒不调、不孕

醋艾叶→增强逐寒止痛作用→中焦脾胃虚寒及下焦虚寒腹痛

艾叶炭→温经止血力胜→虚寒性出血

醋艾炭→既温经止血，又温经止痛→虚寒性出血兼疼痛者
}

29. 苍术

苍术 {
生苍术→祛风除湿又发汗→寒湿偏盛之痹痛及表证

麸炒苍术→化湿浊，健脾燥湿→湿阻中焦

焦苍术→固肠止泻→湿泻
}

30. 泽泻

泽泻 {
泽泻→渗湿利水除膀胱湿热→淋病、水肿、黄疸

盐泽泻→引药下行，泻肾经虚火→腰膝酸软

麸炒泽泻→渗湿和脾→泄泻及痰饮眩晕
}

31. 附子

附子 {
淡附片→峻补元阳、回阳救逆、散风止痛 → 亡阳欲脱及寒湿偏盛之痹证

炮附片→补阳益火，温肾暖脾力强 → 肾阳虚证及脾阳虚证
}

32. 人参

人参 {
野山参→大补元气力佳→气虚欲脱证

红参→性偏温→气虚阳弱者

生晒参→补气养阴→气阳不足之口渴

白参→功同生晒参但力弱→气阳不足之口渴
}

33. 白术

白术 {
泽泻→渗湿利水除膀胱湿热→淋病、水肿、黄疸

盐泽泻→引药下行，泻肾经虚火→腰膝酸软

麸炒泽泻→渗湿和脾→泄泻及痰饮眩晕
}

34. 山药

山药
- 生山药→补肺肾之阴力胜→肾阴虚肺阴虚
- 土炒山药→补脾止泻力胜→脾虚泄泻
- 麸炒山药→补脾胃→中焦脾虚胃弱

35. 甘草

甘草
- 生甘草→解毒润肺止咳→痈疽、咳嗽及药食中毒
- 炙甘草→益气缓急止痛→脾虚食少及心气虚证

36. 鹿角

鹿角
- 鹿角→补肾阳，活血散瘀力强→疮痈、瘀血作痛
- 鹿角胶→补肝肾，益精止血力强→肾阳不足，精血亏虚
- 鹿角霜→益肾补阳又收敛→肾阳虚，脾胃虚寒、崩漏等

37. 淫羊藿

淫羊藿
- 淫羊藿→祛风除湿力强→风寒湿痹
- 炙淫羊藿→温肾助阳→肾阳不足，阳痿早泄等

38. 白芍

白芍
- 生白芍→长敛阴平肝→肝阳上亢证
- 酒白芍→长养血益肝，缓急止痛→血虚肝郁诸痛
- 炒白芍→长养血敛阴→肝脾不和之疼痛证

39. 何首乌

何
首 { 生首乌→长于解毒，生津滑肠→痈疽瘰疬，肠燥便秘
乌 { 制首乌→长于滋补肝肾，养血乌须发→肝肾两虚之须发早白等

40. 地黄

地黄 {
鲜地黄→长于清热凉血生津→热病伤阴之烦躁口渴

生干黄→长于滋阴凉血→热病发斑及出血证

生地炭→长于滋阴止血→各种出血证

熟地→长于补血益精→血虚证及肾虚证

熟地炭→长于补血止血→血虚出血证
}

41. 阿胶

阿胶 {
阿胶→长于滋阴补血→血虚及阴虚证

蛤粉炒阿胶→长于滋阴润肺→虚劳喘咳及阴虚燥咳

蒲黄炒阿胶→长于补血止血→血虚出血证
}

42. 五灵脂

五
灵 {
脂

五灵脂→活血通利血脉力专→血瘀经闭、痛经、产后瘀阻等

炒五灵脂→化瘀止血→血瘀崩漏、经多色暗

醋五灵脂→增强活血止痛之力→气滞血瘀疼痛
}

43. 知母

知母 {
知母→清热泻火力专→气分热及胃火牙痛

盐知母→增强滋阴降火之力→阴虚火旺
}

六、药物临床配伍应用

单味药向多味药物配伍应用的转化是中药临床上的一个飞跃，更能适合疾病的复杂情况。临床上一味药通过分别与不同的药物配伍，而显示出不同的治疗作用特点，配伍后药物间相辅相成，相制相约，最后达到相得益彰的目的。如黄连与吴茱萸配伍，一寒一温，相制相成；附子与干姜配伍，相得益彰。又如，柴胡、升麻功效虽然均可升阳举陷，但实验室研究其升提之力并不明显，但与黄芪、白术等补中益气药配伍后，升提效果大增。

1. 麻黄

配伍	功　用	主　治
桂枝	发汗散寒解表力强	风寒表实证
杏仁	开宣肺气止咳喘	风寒外束之咳喘
石膏	除热止咳喘	肺热咳喘
白术	发汗缓，健脾又利水	风性水肿
白芥子	温通血脉	阴疽证
附子	散寒止痹痛	风寒湿痹证

2. 桂枝

配伍	功　用	主　治
白芍	解肌和营卫	风寒表虚有汗者
甘草	辛甘化阳通心气	心悸、脉结代
茯苓	通阳泻湿，利水力强	痰饮、蓄水证
当归	补血通经又通阳行血	血虚寒凝证
生姜	温胃散寒除水饮	外感风寒，胃寒呕逆
枳实	调和气血，通阳止痛	胸痹

3. 荆芥

配伍	功　用	主　治
防风	祛风解表力强	风疹、麻疹等
薄荷	祛风散热解表	外感风热表证
槐花炭	祛风止血	肠风便血
大黄	疏风清热，泻下通便	风热内蕴，便秘肛肿

4. 羌活

配伍	功　用	主　治
川芎	祛风湿，祛瘀止痛	头面及上半身诸痛
独活	祛风散寒，除湿止痹痛	项背拘急疼痛
防风	祛风散寒，胜湿止痛	恶寒发热，头痛身痛
板蓝根	散表邪，解热毒	高热不退

5. 菊花

配伍	功　用	主　治
桑叶	疏散在表之风热	风热表证
	清肝热	肝热目赤
细辛	祛风散热，通经止痛	风邪所致头目诸病
枸杞子	养肝明目	目暗不明
白芍	平肝潜阳	肝阳上亢，头晕目眩
金银花	清热解毒	疮痈疔毒

6. 葛根

配伍	功　用	主　治
柴胡	解肌退热，力强效著	无汗项强者
升麻	解肌透疹之力倍增	麻疹不透
菊花	清肝明目，平抑肝阳	肝热目赤，头晕头痛
黄芪	清热补虚	脾肾虚弱的耳鸣、耳聋
知母	清胃火，生津止渴	胃火炽盛，消谷善饥
黄连	清泄大肠湿热止泻	腹痛泻痢，里急后重

7. 柴胡

配伍	功用	主治
黄芩	一散一清，退热和解	少阳证，寒热往来
白芍	疏肝缓急止痛	肝脾不和的腹痛
枳实	升清降浊，和解攻下	少阳未解，里热已盛
升麻	升举清阳之气	清阳下陷诸证
陈皮	一升一降，通达气机	肝郁气滞，胸胁胀痛
人参	补气和解	虚劳发热

8. 知母

配伍	功用	主治
贝母	养阴润肺，止咳化痰	干咳少痰
黄柏	清泄相火，退热除蒸	相火妄动
石膏	清热泻火力强	气分实热证
百合	清热除烦，宁心安神	虚烦不眠
麦冬	养胃阴，清胃热	胃阴不足
	养肺阴，清肺热	燥咳痰少
栀子	清热除烦力强	烦躁口渴

9. 黄芩

配伍	功　用	主　治
柴胡	和解少阳	少阳证
白术	清热安胎	胎热不安
半夏	寒温参合，消痞散结	心下痞满
黄连	清热燥湿，相得益彰	湿热中阻者

10. 黄连

配伍	功　用	主　治
吴茱萸	清肝泻火，降逆止呕	肝胃不和，呕吐吞酸
肉桂	寒热并用，交通心肾	心肾不交，怔忡失眠
木香	清热燥湿，行气化滞	湿热痢疾，里急后重
干姜	和胃降逆，开结散痞	心下痞满

11. 苦参

配伍	功　用	主　治
黄连	清利湿热	湿热疮痒，湿热痢疾
茯苓	清热利尿	小便不利，水肿
黄柏	清热泻火	疥疮
槐花	清热燥湿，凉血止血	肠风下血，泻痢后重

12. 龙胆草

配伍	功　用	主　治
大黄	泻火解毒，行滞破瘀	肝郁火盛，湿热内炽
石决明	清泻肝火，镇潜浮阳	肝阳上亢，目赤肿痛
柴胡	泻火清阳，散郁除滞	胸胁刺痛，目赤肿痛
当归	泻火益阴，养血和肝	眼中漏脓

13. 金银花

配伍	功　用	主　治
连翘	清热解毒，清气凉血	热病发烧，痈肿疔毒
甘草	清热泻火解毒	体内外痈肿
黄芪	解毒消肿，托疮生肌	痈肿脓成不溃
当归	清热解毒，活血通脉	热毒炽盛之脱疽

14. 连翘

配伍	功　用	主　治
牛蒡子	清热解毒，透疹利咽	疮疡肿毒，咽喉肿痛
赤小豆	清心泻火，利湿解毒	湿热之黄疸、淋证
栀子	清心除烦，凉血解毒	热入心包，口舌生疮
贝母	清热开郁，化痰散结	痰热郁肺之咳喘
板蓝根	清热凉血解毒	外感风热，痄腮丹毒

15. 板蓝根

配伍	功　用	主　治
山豆根	解毒利咽，消肿止痛	咽喉不利，牙龈肿痛
牛蒡子	清热凉血，解毒利咽	咽喉肿痛，痄腮、发斑
玄参	清热消肿，利咽止痛	阴虚火旺，咽痛口干
茵陈	清利湿热，凉血解毒	肝胆湿热之黄疸
白茅根	清热解毒，凉血止血	各种血热所致出血证

16. 玄参

配伍	功　用	主　治
麦冬	养阴润肺，生津止渴	阴虚消渴，咳嗽咽痛
马勃	清热利咽，滋阴止痛	风热壅肺，项肿咽痛
牡蛎	滋阴泻火，软坚散结	痰火郁结之瘰疬、痰核
生地黄	清热凉血，养阴生津	热入血分证
丹皮	滋阴凉血，祛瘀化斑	温病阳明热盛发斑
苍术	健脾滋肾	消渴
贝母	清热解毒，化痰散结	瘰疬瘿瘤

17. 青蒿

配伍	功　用	主　治
鳖甲	清热滋阴，透邪外出	阴虚发热，骨蒸潮热
地骨皮	清热除蒸	阴虚劳热骨蒸
人参	清除虚热，补气生津	虚热汗出证
茵陈	清虚热，退黄疸	暑湿停于少阳

18. 生地

配伍	功　用	主　治
阿胶	清热降火，补血宁络	肺肾火燥证
黄柏	滋阴降火	下焦火热证
桂枝	滋养精血，平补阴阳	胸膈多痰，气道不利
熟地	滋补肾阴，益精养血	阴虚血亏之有热证
白芍	滋阴养血	血虚有热证
侧柏叶	益阴清热，凉血止血	热证出血
升麻	清热凉血止血	肺胃热盛的吐血、衄血

19. 赤芍

配伍	功　用	主　治
赤茯苓	清热利湿，活血利尿	血热夹瘀之小便不利
白芍	益阴柔肝，行血散瘀	阴虚夹瘀之热证
丹皮	清营凉血，活血散瘀	热入营血，迫血妄行证
当归	清热凉血，养血和营	痢疾腹痛，便脓血者
桃仁	祛瘀破经，活血止痛	妇人血瘀，月经先期
香附	活血行气，调经止痛	妇人痛经，胁肋疼痛
薄荷	疏散风热，凉血活血	暴发火眼，目赤肿痛

20. 大黄

配伍	功用	主治
芒硝	清热润燥，泻下通便	大便秘结，胃肠积滞
附子	温里散寒，攻逐积滞	寒实积滞
肉桂	寒热相济，攻下通便	习惯性便秘
䗪虫	泻火凉血，破坚逐瘀	五劳虚极
生地	泻热凉血，降火宁血	心胃火炽之吐衄

21. 独活

配伍	功用	主治
羌活	祛风除湿，散寒通痹	骨节、腰脊背痛
桑寄生	润筋活络，通痹止痛	肾虚伏风痹证
蒲公英	清热解毒，疏风温通	疮痈肿痛
地肤子	清热利湿，祛风止痒	皮肤湿疹、瘙痒
细辛	发散风寒	外感风寒，头痛，腰冷

22. 秦艽

配伍	功用	主治
防风	发散风寒，舒筋止痛	风湿痹痛，筋脉拘急
鳖甲	退虚热，除骨蒸	虚劳骨蒸，潮热
威灵仙	祛风胜湿，通络活血	风湿痹痛，麻木瘫痪
石韦	清热泄浊，利水通淋	湿热淋浊，尿急涩痛
鸡内金	运脾健胃	食积不化，小儿疳积

23. 苍术

配伍	功　用	主　治
玄参	燥湿健脾，滋阴降火	湿困脾阳，湿痰留饮
防风	祛风发汗，燥湿健脾	风寒湿痹，湿盛水泻
石膏	燥湿清热	暑温，湿温，壮热烦渴
黄柏	清热燥湿力强	下焦湿热证
香附	调气疏肝，醒脾燥湿	肝脾郁结诸证

24. 砂仁

配伍	功　用	主　治
木香	醒脾和胃，行气止痛	脘腹胀痛，消化不良
黄芩	清热降火，凉血安胎	胎热上冲，胎动不安
蔻仁	芳香化浊，行气和胃	湿浊内蕴，反胃呕吐
冬葵	行气下乳	乳少，气滞胀满疼痛
佩兰	芳香悦脾，行气宽中	湿阻气郁，胸腹胀满

25. 厚朴

配伍	功　用	主　治
枳实	散满消痞	胃腑实邪积滞，大便不畅
郁金	疏泄肝气，活血破瘀	肝郁气逆，脘腹胀痛
杏仁	下气定喘，降气除满	痰湿内蕴，气逆咳喘
贝母	止咳开郁，消食祛胀	气郁痰阻证
干姜	温胃散寒，行气燥湿	中焦气机壅滞，脘腹胀满

26. 茯苓

配伍	功 用	主 治
半夏	健脾利水，燥湿化痰	心下痞满，呃逆呕吐
附子	温肾利水	脾肾阳虚，水气内停
桂枝	行气利水，通阳除湿	水饮为患的各种证候
泽泻	健脾利水，淡渗利湿	水湿停留所致的水肿泄泻
木香	健脾渗湿，和胃理气	水湿泄泻，肠鸣
黄芪	健脾利水，益气升阳	脾气虚弱所致水肿、白带

27. 车前子

配伍	功 用	主 治
车前草	清热利湿，通淋利尿	暑热泻痢，癃闭，石淋
白茅根	利水通淋，凉血止血	水热互结的尿痛，尿血
麻黄	宣发肺气，利水除湿	水肿兼有表证者，或痰壅于肺的咳喘
怀牛膝	补肾利水	肾虚尿闭，小便不利
白茯苓	健脾利水，渗湿止泻	脾虚泄泻，遗精、淋浊
赤茯苓	清热渗湿，利水止泻	湿热小便不利

28. 金钱草

配伍	功 用	主 治
海金沙	清热通淋，利尿排石	石淋、热淋
茵陈蒿	清热利湿退黄	湿热黄疸，胆道结石
车前草	清热解毒，疗疮消肿	疮疡肿毒
小茴香	理气消滞，逐水除满	腹水肿胀，肾虚水肿
野菊花	疏风清热，解毒疗疮	湿疹，脓疱疮

29. 附子

配伍	功 用	主 治
干姜	回阳救逆	亡阳证
黑山栀	温阳散寒，通脉散滞	寒疝腹痛
黄芪	温阳益气，固表止汗	阳虚的自汗畏寒
白术	温经止痛，散寒除湿	风湿相搏的关节疼痛
肉桂	温肾助阳，引火归原	命门火衰，肾阳不足证
茯苓	温肾利水	阳虚水停的肢体浮肿

30. 干姜

配伍	功 用	主 治
甘草	益气补中，温肺益阳	腹中寒冷，肺寒痰饮咳嗽
黄连	降逆止呕，散寒泄热	胃气不和，呕吐泄泻
半夏	散寒化饮，和胃降逆	寒饮呕吐

续表

配伍	功　用	主　治
白术	温胃散寒，健脾燥湿	脾不统血的便血、崩漏
五味子	收敛肺气，化饮止咳	寒饮内停的喘咳
厚朴	温中散寒，降逆除满	寒饮喘咳，胸脘满闷

31. 肉桂

配伍	功　用	主　治
黄芪	温阳益气，通畅血脉	气虚、阳虚及气血不足
熟地黄	滋阴温阳，养血通脉	心肾不足的心悸、气短
当归	温阳散寒，行瘀止痛	虚寒腹痛、痈疽脓成不溃
黄柏	温阳化气，坚阴清热	肾虚小便不利，尿闭
黄连	交通心肾	心肾不交的失眠、心悸
丁香	温中暖肾，通经活血	寒凝气滞的腹痛
麝香	补元阳，温脾胃	瘀阻胞宫，胎死腹中

32. 橘皮

配伍	功　用	主　治
白术	补脾益胃，疏畅气机	脾虚湿滞的胃纳不佳
生姜	健脾和胃，降逆止呕	胃气上逆的呕吐、噫气
青皮	疏肝和胃，理气散结	肝郁气滞，胃气不和证
木香	行气宽中，开胃止痛	脾胃气滞的脘腹胀满
竹茹	理气通络，和胃止呕	胃热气逆，呕呃频作

33. 青皮

配伍	功 用	主 治
柴胡	疏肝破气	肝气久郁之胁肋疼痛
芍药	疏肝破气，柔肝止痛	积聚痞块，乳肿疝气
木香	理气疏肝，调中止痛	寒疝腹痛
鳖甲	破气散结	肝经气滞血瘀的胁下痞块
莪术	破气散结，消积止痛	食积气滞，痞块腹痛
白芥子	利气豁痰，散结止痛	痰饮咳嗽，胸胁疼痛

34. 木香

配伍	功 用	主 治
莱菔子	消食导滞，除胀祛满	消化不良，食积气滞
黄连	清热燥湿，行气导滞	湿热痢疾，脓血相杂
槟榔	行气止痛，消积导滞	胃肠积滞，腹胀胀痛
砂仁	和中理气，消食化滞	气滞食停的腹痛呕吐
大戟	温中行气，泻水逐饮	水饮内停，胸腹积水
白术	行气消滞，健胃消食	脾胃气虚，食欲不振

35.郁金

配伍	功　用	主　治
白矾	豁痰开窍	癫痫、惊狂
香附	行气祛痰，活血止痛	气滞血瘀的胁肋疼痛
柴胡	疏肝解郁，活血止痛	月经不调，行经腹痛
丹参	凉血消瘀，行血止痛	血热有瘀的心胸痹痛
丹皮	清热解毒，凉血消瘀	热病斑疹、吐衄
藜芦	开郁化痰	风痰壅盛，清窍不开证

36.香附

配伍	功　用	主　治
紫苏梗	理气解郁，行气止痛	妊娠呕吐、腹胀
苍术	燥湿醒脾，调气疏肝	肝脾郁结诸证
乌药	顺气止痛	肝肾气滞寒郁的寒疝腹痛
当归	活血通经止痛	月经不调，痛经
艾叶	暖血温经，理气止痛	腹痛，胎动不安
高良姜	温中散寒，理气活血	肝郁气滞的胃脘冷痛

37. 鸡内金

配伍	功　用	主　治
白术	通补并用，健脾化食	食积内停，消化不良
山楂	消食化积，健脾除滞	小儿疳积
穿山甲	软坚消积，散结化瘀	血瘀气滞的疝瘕、癥瘕
神曲	化食消积，健脾和胃	饮食停滞、腹满、吐泻
白芍	行气健中，补血通经	脾胃虚弱之泄泻、呕吐

38. 神曲

配伍	功　用	主　治
焦楂炭	消食止泻，导滞化痰	肠胃积滞之痢疾、腹泻
莱菔子	消食除胀，下气化痰	腹胀泻痢，咳嗽痰壅
茯苓	健脾开胃，化湿和中	湿滞中焦的呕恶、便溏
人参	补脾益肺，消食导滞	脾虚积滞，腹胀便溏
枳壳	理气消胀，开胸宽肠	气滞食积，胸膈不舒
麻黄	外散风寒，内消食滞	食积兼感风寒

39. 大蓟

配伍	功　用	主　治
蒲黄	凉血止血，逐瘀消肿	肠风崩漏，吐衄咯血
金银花	清热解毒，凉血散瘀	痢疾便下脓血
小蓟	凉血散瘀，消肿止血	尿血
侧柏叶	凉血止血	血热妄行之出血证

40. 白茅根

配伍	功　用	主　治
生地黄	清热凉血，散瘀透邪	热入营血证
芦根	清热生津，养阴润肺	各种热证
车前子	利水通淋，凉血止血	水热互结的尿痛、尿血
赤小豆	清热解毒，凉血通淋	浮肿、小便不利、尿血
石膏	清热除烦，生津止渴	热盛津亏证
藕节	散热除风，凉血止血	风热犯肺之咳血

41. 川芎

配伍	功　用	主　治
当归	养血行气，祛瘀止痛	月经不调，产后瘀血腹痛
防风	行气活血，散寒止痛	外感风寒头痛，风湿痹痛
石膏	清热泻火，祛风止痛	郁火上逆的头痛头胀
土茯苓	清热除湿，活血行气	肝郁湿热头痛

42. 延胡索

配伍	功　用	主　治
金铃子	清肝泻火，行气活血	肝郁有热，脘腹胁痛
乌药	活血顺气	气滞血瘀，脘腹疼痛
当归	补血活血，行气散瘀	妇女血瘀经闭，痛经
小茴香	活血行气，散寒止痛	疝气，少腹痛
五灵脂	行气散瘀止痛	胸腹血滞诸痛

43. 牛膝

配伍	功　用	主　治
钩藤	清热平肝，活血祛瘀	肝阳上亢之头痛眩晕
杜仲	补益肝肾，强筋壮骨	肝肾不足的腰腿疼痛
石膏	清泄胃火，引热下行	胃火牙痛，口舌生疮
车前子	渗湿泻热，利尿通淋	肾虚尿闭，小便不利
木瓜	温通经脉，活血通滞	风湿痹痛，关节不利
生地	滋补肝肾，清热止渴	热伤血络的吐血，衄血
红花	活血破瘀，通经止痛	经闭，癥瘕

44. 半夏

配伍	功　用	主　治
橘皮	健脾和胃，燥湿化痰	痰湿咳嗽，伤食呕吐
黄连	辛开苦降，降逆消痞	痰热互结的胃脘痞满
瓜蒌	降逆燥湿，宽胸涤痰	痰热互结，心下痞满
夏枯草	清泄肝火，除痰和胃	痰热为患的失眠
厚朴	行气降逆，消痰散结	痰热凝结的胸闷腹胀
天麻	燥湿化痰，息风止晕	眩晕，头痛
生姜	散水祛痰，降逆止呕	胃失和降之呕吐

45. 天南星

配伍	功　用	主　治
天竺黄	清热化痰，镇惊利窍	中风昏迷，小儿惊痫
苍术	燥湿化痰，运脾除湿	风湿痹痛
黄柏	清热燥湿，化痰通络	阴疽，疮疡
防风	祛风止痉	破伤风及中风癫痫
冰片	醒脑通窍，祛风开闭	中风内闭，口噤不开
白附片	祛风化痰，通络止痛	口眼㖞斜，偏正头痛

46. 桔梗

配伍	功　用	主　治
白芍	补血敛阴，柔肝止痛	腹痛下痢
甘草	解毒利咽，消肿排脓	咽喉口舌诸证
杏仁	宣肺疏风，祛痰止咳	肺气不宣的胸闷气喘、咽痛
枳壳	宣郁下痰，宣胸利膈	胸膈满闷，咳引胁痛
鱼腥草	宣肺祛痰，清热排脓	肺痈及风热犯肺的咳嗽
紫苏梗	疏理气机，宣肺止咳	肺气郁滞之胸闷咳喘
白芷	活血开气，托疮排脓	疮痈已溃而脓成不出

47. 瓜蒌

配伍	功　用	主　治
薤白	开胸散结，涤痰泄浊	胸阳不通，心血瘀阻
漏芦	清热通乳，毒肿热除	邪热壅滞，乳房胀痛
玄明粉	清热燥湿，通便泻下	燥结便秘证
郁李仁	润肠通便	肠燥津枯的便秘
天花粉	清热生津，宽胸散结	热病伤津口渴

48. 竹茹

配伍	功　用	主　治
半夏	健脾燥湿，和胃止呕	胃气上逆的恶心、呕吐
枳实	清热止呕，消积化痰	胃热痰盛，胸脘满闷
生姜	和胃止呕，调中降逆	寒热互结，胃气上逆之呕恶
黄芩	清泄肺热，凉血止血	肺热咳嗽及热证出血
桑叶	清热化痰，疏散风热	风热咳嗽
石斛	清热养阴，和胃降逆	胃阴不足的干呕不止

49. 杏仁

配伍	功　用	主　治
川贝	清热止咳，化痰散结	肺虚久咳，痰少咽燥
麻黄	宣肺解表，平喘止咳	风寒外束，咳喘气逆
桃仁	降气行痰，破血散瘀	气秘，血秘

续表

配伍	功　用	主　治
升麻	清宣升阳，止咳平喘	肺气不宣，咳喘，小便不利
小茴香	降逆散寒，温中止痛	寒疝气逆腹痛
薏苡仁	行气利气，消痈排脓	肺痈，咳吐脓血样痰
马兜铃	降气止咳，润肠通便	肺热喘咳及大便秘结

50. 桑白皮

配伍	功　用	主　治
地骨皮	清泄肺火，止嗽祛痰	肺热阴虚喘嗽
桑叶	疏风清热，止咳平喘	风热蕴肺咳嗽
陈皮	清肺降火，燥湿化痰	脾失健运的水肿，小便不利
阿胶	滋阴润燥，宁络止血	咳吐黄痰，咯血不止
大腹皮	清肃肺气，燥湿健脾	脾虚湿盛，一身恶肿

51. 磁石

配伍	功　用	主　治
人参	补益肺气，摄纳肾气	肺肾气虚的咳喘气促
朱砂	重镇安神，摄纳浮气	心肾不交的惊悸失眠
石决明	平肝滋肾，重镇安神	肝阳上亢的头晕目眩
石菖蒲	益肾平肝，聪耳明目	阴虚阳亢，头晕头痛

52. 石决明

配伍	功用	主治
草决明	平肝潜阳，清热明目	肝火头昏，视物不明
黑山栀	清热降火，平肝明目	肝火上炎之头目眩晕
灵磁石	重镇潜阳，平肝滋肾	阴虚阳亢，头晕耳鸣
嫩桑枝	凉肝除热，平肝泄风	肝风入络的四肢麻木、抽动
女贞子	补肝益肾，清热明目	肝肾阴虚的头晕耳鸣

53. 牡蛎

配伍	功用	主治
葛根	活血散瘀，重镇潜阳	阴虚阳亢之心悸失眠
龙骨	平肝潜阳，镇惊安神	心神不宁，虚汗遗精
白芍	重镇潜阳，敛阴止汗	阴虚或血热的自汗、盗汗
茜草	清热止血，收涩止带	崩漏，赤白带下
山茱萸	敛阴止汗，涩精固脱	自汗，盗汗，遗精滑精
鳖甲	滋阴养血，收敛固涩	妇人崩中漏下

54. 代赭石

配伍	功用	主治
旋覆花	降逆化浊，下气平喘	痰浊内阻，心下痞硬
牛膝	平肝潜阳，重镇降逆	肝阳上亢的眩晕耳鸣
白芍	敛阴止血，平肝降逆	血热妄行的吐血、衄血
石膏	清胃降火，降逆下气	胃火上冲的牙痛、口臭

55. 羚羊角

配伍	功　用	主　治
钩藤	凉肝息风，清热定惊	温热病壮热神昏，抽搐
夏枯草	清肝泻火，平肝息风	肝火内盛的头痛目赤
石决明	清肝息风	肝阳浮越的头痛头昏
生石膏	清气血实热而解毒	温热病壮热发斑、神昏
菊花	凉肝泄热，清肝明目	肝火上攻之目痛目赤

56. 牛黄

配伍	功　用	主　治
珍珠	清热息风，豁痰开窍	热病惊痫，痈肿疔毒
胆南星	清热豁痰，息风定惊	中风痰厥昏迷，小儿慢惊风
黄连	清热解毒，豁痰定惊	温病热盛，神昏谵语
麝香	清心化痰，开窍醒神	痰热阻闭心窍的神昏、口噤
犀角	清热凉血，安神定惊	神昏谵语，高热不退

57. 天麻

配伍	功　用	主　治
钩藤	平肝息风，滋阴泄热	肝阳化风的四肢麻木
半夏	降逆化痰，息风止痛	痰饮上逆的眩晕头痛
川芎	息风定惊，活血止痛	风痰上扰之头昏头痛
防风	祛风胜湿，通络除痹	风湿痹痛，肢体麻木
茺蔚子	活血祛风，通经止痛	肝风兼血瘀的头痛

58. 钩藤

配伍	功　用	主　治
全蝎	清热息风，通经止痛	口眼㖞斜，四肢抽搐
菊花	清热祛风，平降肝阳	外感风热或内伤肝阳的眩晕
牛膝	清热平肝，活血通经	头目眩晕或半身麻木乏力
紫草	清热凉血，解毒透疹	小儿麻疹、风疹及疹出不畅
薄荷	清热利咽，平肝息风	风阳上扰之头痛头胀

59. 地龙

配伍	功　用	主　治
僵蚕	息风止痉，通络止痛	风痰入经，口眼㖞斜
附子	温通经脉，通痹止痛	风寒湿痹，关节不得屈伸
蜈蚣	平肝息风，定痉止痛	四肢痉挛，颈项强直
天麻	通利血脉，平息内风	偏正头痛，眼黑头旋
桑白皮	清肺泻火，滋阴止咳	肺热阴伤之咳喘
甘草	清热化痰，止咳平喘	哮喘及小儿顿咳有热者

60. 麝香

配伍	功　用	主　治
冰片	开窍醒神	中风、高热神昏
乳香	活血消肿止痛	跌打扑损，筋骨损伤
肉桂	温经通脉，纳宫下胎	催产下胎
雄黄	解毒消痈，敛疮止痛	痈疽肿毒

61. 石菖蒲

配伍	功　用	主　治
远志	开窍散郁，强脑醒神	湿浊蒙蔽清窍，精神恍惚
香附	开胃散寒，行气止痛	中寒气滞的脘腹胀痛
生姜	豁痰化浊，宁心开窍	痰迷心窍诸证
蛇床子	燥湿杀虫止痒	阴汗湿痒，疮癣顽疾
黄连	清热燥湿，化浊开胃	热毒蕴结的噤口痢
郁金	开窍解郁，清心醒神	热病痰蒙心窍，神志不清
厚朴	健脾宽中，化湿辟秽	脾胃呆滞，湿浊不化

62. 人参

配伍	功　用	主　治
附子	温肾回阳	厥逆汗出，气虚欲脱证
白术	健脾益气	脾胃虚弱的食少、腹胀
五味子	益气生津，滋阴敛汗	热病气阴两伤证
干姜	温中散寒，补气健脾	中焦虚寒之呕吐、腹痛
黄芪	甘温益气	气虚发热证
黄柏	清泻相火，大补元气	阴湿内热，盗汗遗精
蛤蚧	健脾补肺，益气生津	久病肺肾两虚的咳喘

63. 党参

配伍	功用	主治
黄芪	补中益气，升阳举陷	脾虚便溏、泄泻
花粉	益气生津	温病后期，气阴两伤
丹参	益气养血，凉血安神	气虚血热，心烦失眠
紫苏	发表散寒，补肺益气	气虚兼有表证
椿根皮	益气清热，涩肠止血	脏毒夹热下血
当归	益气生血	气血两虚证

64. 黄芪

配伍	功用	主治
山药	补脾益阴，敛精固涩	消渴，水肿
附子	补气助阳，固表止汗	卫阳不足，汗出肢冷
防风	固表止汗	中气虚弱，表虚自汗
防己	益气利水	风水、风湿
茯苓	健脾利湿，益气固表	气虚水肿，小便短小
浮小麦	补气升阳，固表止汗	心肺两虚之自汗盗汗
当归	益气生血	贫血及妇女经期产后出血
桂枝	祛风散寒，温阳通络	血痹、风痹

65. 山药

配伍	功　用	主　治
黄芪	补气生血，利水消肿	消渴水肿
茯苓	补脾安中	脾肾不足的小便频数
扁豆	调补脾胃，和中化湿	脾胃虚弱的腹泻便溏
牛蒡子	补肾健脾，止咳祛痰	脾肺虚弱，久咳痰多
芡实	健脾益肾，固涩止带	体虚白带或脾虚久泻
炒白术	燥湿健脾，补肾强精	脾虚久泻

66. 白术

配伍	功　用	主　治
附子	燥湿健脾，温补中气	寒湿相搏，身体疼痛
茯苓	渗湿健脾	脾虚停湿夹饮，痞满不食
桂枝	利水渗湿，温阳化气	外有表证，内停水湿
黄芩	清热燥湿，健脾安胎	痰热上扰的胎动不安
麻黄	发汗解表，散寒祛湿	湿家身烦痛
苍术	健脾燥湿	脾虚湿郁证
干姜	温中散寒，健脾化湿	脾胃阳虚有寒，腹痛胀满
枳实	健脾祛湿，消痞除满	水饮停滞在胃

67. 甘草

配伍	功　用	主　治
白芍	滋阴养血，缓急止痛	筋脉失养，手足挛急诸证
滑石	清热祛暑，利水和中	夏月感暑受湿
桔梗	清热利咽，解毒排脓	咽喉肿痛，肺痈咳嗽
桂枝	补益心阳	心阳虚的心悸、胸闷
牛蒡子	解毒利咽，润肺止咳	风热郁肺的咽喉肿痛
黄芪	清热补虚，排脓解毒	气血不足之疮疡久不收口
乌梅	酸涩固肠，补脾缓急	脾虚久泄，大肠滑泄不止
金银花	泻火解毒，消肿止痛	外科疮疡肿毒

68. 补骨脂

配伍	功　用	主　治
菟丝子	温补肾阳，固精缩尿	腰膝酸痛，遗精遗尿
益智仁	温脾摄唾，补肾纳气	遗精、早泄、虚冷泄泻
胡桃肉	温肾纳气，止咳平喘	肾虚气逆之喘咳
五味子	补脾益肾，涩肠止泻	脾肾阳虚泄泻
木香	温阳暖脾，调中消食	脾胃虚寒，脘腹胀满
肉豆蔻	温阳止泻	五更泄泻，不思饮食

69. 杜仲

配伍	功 用	主 治
牛膝	补肝益肾，强筋壮骨	肝肾不足的腰腿疼痛
续断	补益肝肾，调补冲任	冲任不固之胎动不安
补骨脂	温补脾肾，补火壮阳	脾肾阳虚，下元不固
五加皮	强筋壮骨，祛风除湿	风湿痹痛，关节不利
枸杞	补肾助阳	肾虚阳痿、遗精

70. 续断

配伍	功 用	主 治
桑寄生	祛风胜湿，通利关节	肾虚腰膝疼痛，筋骨酸楚
当归	补肝益肾，固胎止漏	精血虚损，胎元不固
女贞子	平补肝肾，养阴益精	肾虚遗尿，滑精梦遗
艾叶	补益肝肾，涩精止带	崩漏及胎动下血
紫菀	温通血脉，润燥通便	肾虚肠液枯涸的便秘

71. 当归

配伍	功 用	主 治
赤芍	清热凉血，养血和营	痢疾腹痛，便下脓血
川芎	活血行血，调经止痛	血虚夹瘀之头痛
白芍	调经止痛，养血理血	心肝血虚的心悸、头晕
熟地黄	滋阴养血，益肾平喘	肾虚血亏的久咳久喘

续表

配伍	功　用	主　治
黄芪	补气生血	劳倦内伤及妇人产后血虚
附子	补脾摄血，回阳救逆	阳虚失血兼夹瘀血之证
柏子仁	养心安神，养血润燥	血虚生燥的肠燥便秘
肉苁蓉	养血滑肠，补阳益阴	阴虚气弱便秘

72. 白芍

配伍	功　用	主　治
桂枝	调和营卫，通调血脉	虚寒性腹痛、胸痹
附子	敛阴固阳	邪伏下焦，便溏腹痛如痢
生地黄	清营凉血	营血炽盛的发斑、出血
侧柏叶	凉血育阴而止血	月经过多，胎热腹痛
甘草	敛阴养血，缓急止痛	虚寒腹痛
柴胡	调和肝脾，和解透邪	少阳病之腹痛、小便不利
赤芍	活血散瘀，养阴敛血	阴虚夹瘀有热之证

73. 熟地

配伍	功　用	主　治
山药	补肾固精，滋阴补脾	肾虚遗精、遗尿及咳喘
龟板	滋阴潜阳	阴虚阳亢的头晕健忘
细辛	滋补肾阴，填精益髓	肾虚腰痛

配伍	功　用	主　治
砂仁	补血开胃	肾精亏虚，胃气不和
麻黄	和阳散结，益肾平喘	寒湿阻碍的阴疽、脱骨疽
白芍	养阴益血	阴血亏虚诸证

74. 何首乌

配伍	功　用	主　治
枸杞	补肝肾，益气血	腰膝酸痛，白发不华
怀牛膝	益精养血，平补肝肾	头晕目眩，肢体麻木
桑椹	益精气，养阴血	少年白发，血亏便秘
白蒺藜	益肾平肝，疏散风热	肾虚肝郁的头痛失眠

75. 阿胶

配伍	功　用	主　治
人参	祛风止惊，气血同补	小儿惊风
紫菀	养阴补虚，化痰止咳	虚劳肺燥，咳嗽咯血
炒蒲黄	行血收敛止血	血虚血瘀所致的出血
生地黄汁	清热凉血，补血止血	血热出血者
艾叶	补血止血，温经止痛	虚寒出血疼痛者
麦冬	养阴润燥，止咳止血	虚劳咳嗽，痰中带血
黄连	降泄心火，滋阴养血	温病热盛的心烦不寐

76. 沙参

配伍	功　用	主　治
麦冬	清泻肺火，滋阴润燥	久咳肺痿
阿胶	养阴清肺，凉血止血	肺痿咳吐脓血
乌梅	清热生津，除烦止渴	胃阴不足，心胸烦闷
天花粉	清热解毒，消肿排脓	疮疡实证
石斛	滋阴清热，养胃生津	肺胃津亏，口干舌燥
贝母	清热化痰，润肺止咳	肺燥咳嗽，咳痰不爽

77. 百合

配伍	功　用	主　治
款冬花	清润肺燥，止咳宁嗽	肺虚燥咳，久咳不止
天门冬	清肺滋肾，润燥止咳	肺肾阴虚证
知母	清热泻火，宁心安神	温热病所致的心烦、失眠
地黄	清心安神	精神恍惚，坐卧不安
乌药	寒热并施，益气调中	寒热错杂的胃病

78. 麦冬

配伍	功　用	主　治
元参	养阴润燥，生津止渴	小儿阴伤咳嗽不食
半夏	生津益胃，降逆止咳	肺胃阴伤，咽干口燥
五味子	养阴敛汗	阴虚汗多、心悸、久咳

续表

配伍	功　用	主　治
粳米	养胃生津	胃中气阴两伤证
乌梅	酸甘化阴，生津止渴	胃热津伤消渴

79. 枸杞子

配伍	功　用	主　治
菊花	疏风清热，解毒明目	目昏瞻视，目生云翳
熟地黄	滋阴养血	精血不足的头晕耳鸣
沙参	养阴润肺，益胃生津	阴虚肺痨，消渴瘅中
何首乌	平补肝肾，乌发强筋	须发早白，筋骨痿软
黄精	养阴润燥，补益阴血	阴虚肺燥之干咳无痰

80. 龟板

配伍	功　用	主　治
鳖甲	养肝益肾，精血互化	阴虚潮热，热病伤阴
黄柏	清虚热，泄相火	心肾不交证
玄参	软坚散结，消积破癥	癥瘕积聚，痈肿疮疖
白芍	滋阴潜阳，缓急止痛	虚风内动，眩晕头痛
酸枣仁	养心安神	心悸失眠
杜仲	补益气血，强筋壮骨	腰膝酸痛，痿软无力

81. 五味子

配伍	功用	主治
五倍子	生津止渴，敛汗止汗	自汗、盗汗，肺虚久咳
干姜	利肺平喘，化痰止咳	肺寒咳嗽，痰稀而多
细辛	发散风寒，敛肺滋肾	肺肾两虚，久咳虚喘
吴茱萸	暖肝温肾，收敛固涩	脾肾两虚，五更泄泻

82. 山茱萸

配伍	功用	主治
牡蛎	敛阴止汗，固脱涩精	腰膝酸软，遗精滑泄
五味子	温涩补肾，固精敛汗	肺肾不足，阴阳俱虚
白芍	柔肝养血，酸敛收涩	血虚气耗的崩漏、吐衄
补骨脂	温肾助阳，固精止带	肝肾阴亏的阳痿、遗精

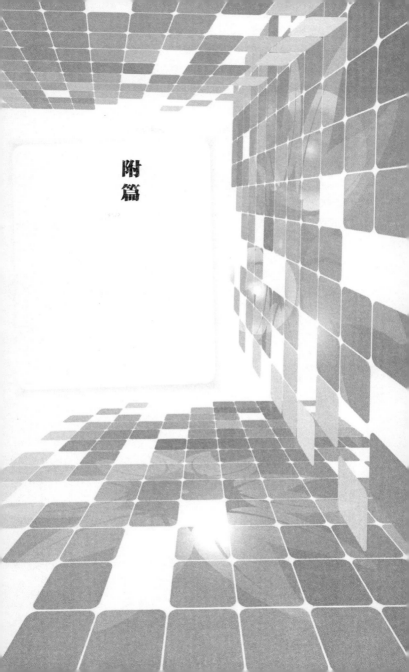

附篇

一、易混淆药物

1. 生姜、干姜、高良姜

	生姜	干姜	高良姜
来源	姜科植物姜的新鲜根茎	姜科植物姜的干燥根茎	姜科植物高良姜的干燥根茎
功效	发汗解表，温中止呕，温肺止咳	温中散寒，回阳通脉，温肺化饮	散寒止痛，温中止呕
同	同出一物，均辛热，归脾、胃经。功善散寒温中、止痛止呕，治阳虚中寒之脘腹冷痛吐泻		
异	生姜为当年之鲜根茎。性微温而药力较缓，既走表又走里。 干姜则为往年之干根茎，性热而药力较强，功专走里。 干姜长于温脾阳，高良姜长于散胃寒；干姜又能回阳通脉和温肺化饮，而高良姜则不能		

2. 牛黄、雄黄、硫黄

	牛黄	雄黄	硫黄
来源	牛科动物牛的胆结石	硫化物类矿物雄黄	自然元素类矿物自然硫
功效	清热解毒，息风止痉，化痰开窍	解毒杀虫，燥湿祛痰，截疟定惊	外用解毒疗疮、杀虫止痒；内服补火助阳通便
同	解毒	杀虫	
异	内服 0.15～0.35g，入丸散，外用适量	内服 0.05～0.1g，入丸散，外用适量	内服 1～3g，炮制后入丸散。外用适量，涂擦或烧烟熏

3. 白豆蔻、肉豆蔻、草豆蔻

	白豆蔻	肉豆蔻	草豆蔻
来源	姜科植物白豆蔻或瓜哇白豆蔻的干燥成熟果实	肉豆蔻科植物肉豆蔻的干燥成熟种仁	姜科植物草豆蔻的干燥成熟果实
功效	化湿行气，温中止呕	涩肠止泻，温中行气	温中、燥湿、行气
异	白豆蔻兼归肺经，芳香化湿而无固涩之力，作用偏于中上二焦，又善化湿止呕，胃寒呕吐宜之	肉豆蔻兼归大肠经，温中与固涩兼具，作用偏于中下二焦，又善涩肠止泻，治虚寒久泻不止	辛温芳香，其气燥烈，燥湿散寒力胜，适用于寒湿郁结中焦，脘腹胀满，胃脘冷痛，气逆呕吐

4. 决明子、石决明

	决明子	石决明
来源	豆科植物决明的干燥成熟种子。又名草决明	鲍科动物杂色鲍（光底石决明）或皱纹盘鲍（毛底石决明）等的贝壳
功效	清肝明目，润肠通便	平肝潜阳，清肝明目
同	均有清肝明目之功效，用治目赤肿痛、翳障等偏于肝热者	
异	苦寒，功偏清泻肝火而明目，常用治肝经实火之目赤肿痛	咸寒质重，凉肝镇肝，滋阴养肝，故无论虚实之目疾均可应用，多用于血虚肝热之羞明、目暗、青盲等

5. 柴胡、银柴胡

	柴胡	银柴胡
来源	伞形科植物柴胡或狭叶柴胡的干燥根	石竹科植物银柴胡的干燥根
功效	解表退热，疏肝解郁，升举阳气	退虚热，清疳热
异	功善和解退热、疏肝解郁及升举阳气，为治肝胆疾患之要药，又为治气虚下陷所常用	具有退热而不苦泄、理阴而不升腾之长。功善退虚热，清疳热，略兼益阴

6. 茯苓、土茯苓

	茯苓	土茯苓
来源	多孔菌科真菌茯苓的干燥菌核	百合科植物光叶菝葜的干燥块茎
功效	利水渗湿，健脾，安神	解毒、利湿、利关节
同	同有除湿作用	
异	既能渗湿利水，又能健脾宁心，凡水湿、停饮、无论寒热或兼否脾虚皆宜	既为治梅毒或因患梅毒服汞剂而致肢体拘挛之要药，又可治淋浊、带下、脚气、湿疮及湿疹等

7. 红花、西红花

	红花	西红花
来源	菊科植物红花的干燥花	鸢尾科植物番红花的干燥柱头，又名藏红花
功效	活血通经，祛瘀止痛	活血祛瘀，凉血解毒，解郁安神
同	均活血通经，祛瘀止痛	
异	西红花味甘，性寒，功与红花相似而力强，除善活血祛瘀，治血滞经闭、痛经，产后瘀阻腹痛，癥瘕积聚，及跌打伤痛外，又能凉血解毒、解郁安神	

8. 郁金、姜黄、片姜黄

	郁金	姜黄	片姜黄
来源	姜科植物温郁金、姜黄、广西莪术或蓬莪术的干燥块根	姜科植物姜黄的干燥根茎	姜科植物温郁金的干燥根茎
功效	活血止痛，行气解郁，清心凉血，利胆退黄	活血行气，通经止痛	活血行气，通经止痛
同	均能活血散瘀、行气止痛，用于气滞血瘀证		
异	郁金苦寒，行气力强且凉血，治血热瘀滞之证，又能利胆退黄，清心解郁，用于湿热黄疸，热病神昏	姜黄温散，祛瘀力强，以治寒凝气滞血瘀之证见长，并用于治疗风寒湿痹和气滞血瘀所致的心胸胁腹痛	以治疗风湿肩臂疼痛擅长

9. 桑螵蛸、海螵蛸

	桑螵蛸	海螵蛸
来源	螳螂科昆虫大刀螂、小刀螂或巨斧螳螂的干燥卵鞘	乌贼科动物无针乌贼或金乌贼的干燥内壳
功效	固精缩尿，补肾助阳	收敛止血，涩精止带，制酸止痛，收湿敛疮

续表

	桑螵蛸	海螵蛸
同	均有固精止遗作用，均可用以治疗肾虚精关不固之遗精、滑精等证	
异	补肾助阳，固精而能缩尿，但无止血制酸之功	有止带的作用，但无补肾助阳及缩尿之功

10. 山茱萸、吴茱萸

	山茱萸	吴茱萸
来源	山茱萸科植物山茱萸的干燥成熟果肉	芸香科植物吴茱萸、石虎或疏毛吴茱萸的干燥近成熟果实
功效	补益肝肾，收涩固脱	散寒止痛，降逆止呕，助阳止泻
异	用于眩晕耳鸣，腰膝酸痛，阳痿遗精，遗尿尿频，崩漏带下，大汗虚脱，内热消渴	用于厥阴头痛，寒疝腹痛，寒湿脚气，经行腹痛，脘腹胀痛，呕吐吞酸，五更泄泻

11. 鸡血藤、大血藤

	鸡血藤	大血藤
来源	豆科植物密花豆的干燥藤茎	木通科植物大血藤的藤茎，习称红藤
功效	活血补血，调经止痛，舒筋活络	清热解毒，活血，祛风止痛

	鸡血藤	大血藤
同	均能活血，治风湿	
异	用于月经不调，痛经，经闭，风湿痹痛，麻木瘫痪，血虚萎黄	用于肠痈腹痛，热毒疮疡，经闭，痛经，跌扑肿痛，风湿痹痛

12. 龟板、鳖甲

	龟板	鳖甲
来源	龟科动物乌龟背甲及腹甲	鳖科动物鳖的背甲
功效	滋阴潜阳，益肾强骨，养血补心，固经止崩	滋阴潜阳，退热除蒸，软坚散结
同	均能滋补肝肾之阴、平肝潜阳。皆能治肾阴不足，虚火亢旺之骨蒸潮热、盗汗、遗精及肝阴不足，肝阳上亢之头痛、眩晕等证	
异	龟板又能补肾健骨、养血补心，凡阴血亏虚所致筋骨痿弱，腰膝酸软，妇女崩漏、月经过多及心血不足，失眠、健忘等诸证为良品	鳖甲长于退虚热、软坚散结，常用于癥瘕积聚、肝脾肿大、闭经等证

续表

13. 莲子、芡实

	莲子	芡实
来源	睡莲科植物莲的干燥成熟种子	睡莲科植物芡干燥成熟种仁
功效	补脾止泻，止带，益肾涩精，养心安神	益肾固精，补脾止泻，除湿止带
同	均能益肾固精、补脾止泻、止带，补中兼涩，主治肾虚遗精、遗尿；脾虚食少、泄泻；脾肾虚带下	
异	莲子又能养心，用治虚烦、心悸、失眠	芡实在益脾肾固涩之中，又能除湿止带，为虚实带下证常用药

14. 草乌、川乌、附子、白附子、关白附

	草乌	川乌	附子	白附子	关白附
来源	毛茛科植物北乌头的干燥块根。草乌的茎是蔓生攀缘状藤本，根是长块状，没有附子	毛茛科植物乌头的干燥母根（主根）。川乌的茎是直立的，根是团块状，侧根就是附子	毛茛科植物乌头子根的加工品。因为是附生于川乌的主根，故名附子	天南星科植物独角莲的干燥块茎。又称"禹白附"，毒性较小。历代本草中所用白附子均为今之"关白附"	毛茛科植物黄花乌头的块根，其性热而毒性较大现已少用，应加以区分

	草乌	川乌	附子	白附子	关白附
功效	祛风除湿，温经止痛	祛风除湿，散寒止痛	回阳救逆，补火助阳，散寒止痛	燥湿化痰，祛风止痉，解毒散结	散寒祛湿，祛风止痉，散结止痛

15. 橘皮、青皮、橘红、化橘红、橘核、橘络

	橘皮	青皮	橘红	化橘红	橘核	橘络
来源	橘及其栽培变种的干燥成熟果皮。习称陈皮	橘及其栽培变种的幼果或未成熟果实的果皮	橘及其栽培变种的干燥成熟果皮外层红色部分	化州柚或柚未成熟或近成熟的干燥外层果皮	福橘或朱橘等多种橘类的种子	橘的果皮内的筋络
功效	理气，调中，燥湿，化痰	疏肝破气，散结消滞	行气宽中，燥湿化痰，发表散寒	理气宽中，燥湿化痰，消食	理气，止痛。治疝气，睾丸肿痛等	化痰，通络，理气

16. 均具有杀虫作用的种子类中药

鸦胆子	清热解毒，止痢，截疟，外用腐蚀赘疣
牵牛子	泻水通便，消痰涤饮，杀虫攻积
川楝子	疏肝泄热，行气止痛，杀虫
使君子	杀虫消积

续表

南瓜子	杀虫
蛇床子	燥湿祛风，杀虫止痒，温肾壮阳
榧子	杀虫消积，润燥通便，润肺止咳

17. 均具有润肠作用的种子类中药

决明子	清肝明目，润肠通便
冬葵子	清热利尿，下乳，润肠
紫苏子	降气化痰，止咳平喘，润肠通便
榧子	杀虫消积，润燥通便，润肺止咳
火麻仁	润肠通便
郁李仁	润肠通便，下气利水
桃仁	活血祛瘀，润肠通便，止咳平喘
柏子仁	养心安神，润肠通便，止汗
苦杏仁	降气止咳平喘，润肠通便
核桃仁	补肾，温肺，润肠

18. 均具有涩肠 / 止泻作用的种子类中药

五倍子	敛肺降火，涩肠止泻，敛汗，固精止遗，止血，收湿敛疮
金樱子	涩肠止泻，固精缩尿，固崩止带
诃子	涩肠止泻，敛肺止咳，降火利咽

续表

砂仁	化湿开胃，温中止泻，理气安胎
薏苡仁	利水渗湿，健脾止泻，除痹，排脓，解毒散结
益智仁	暖肾固精缩尿，温脾止泻摄唾

19. 均具有明目作用的种子类中药

决明子	清肝明目，润肠通便
青箱子	清肝泻火，明目退翳
车前子	清热利尿通淋，渗湿止泻，明目，祛痰
沙苑子	补肾助阳，固精缩尿，养肝明目
菟丝子	补益肝肾，固精缩尿，明目，止泻，安胎，生津；外用消风祛斑
女贞子	滋肾补肝，明目乌发
枸杞子	滋补肝肾，益精明目
楮实子	滋阴益肾，清肝明目，利尿
覆盆子	益肾固精缩尿，养肝明目

20. 以香命名的中药

苏合香	开窍醒神，辟秽，止痛
青木香	行气止痛，解毒消肿
小茴香	散寒止痛，理气和胃
广藿香	芳香化湿，和中止呕，发表解暑

续表

安息香	开窍醒神，止痛，行气活血
丁香	温中降逆，散寒止痛，温肾助阳
木香	行气止痛，健脾消食
乳香	活血定痛，消肿生肌
沉香	行气止痛，温中止呕，纳气平喘
麝香	开窍醒神，消肿止痛，活血通经

21. 以石命名的中药

石膏	生用：清热泻火，除烦止渴 煅用：收湿，敛疮，生肌，止血
滑石	利尿通淋，清热解暑；外用祛湿敛疮
磁石	镇静安神，平肝潜阳，聪耳明目，纳气平喘
礞石	坠痰下气，平肝镇惊
炉甘石	解毒明目退翳，收湿止痒敛疮
赭石	平肝潜阳，重镇降逆，凉血止血
赤石脂	涩肠止泻，收敛止血，生肌敛疮
石决明	平肝潜阳，清肝明目
络石藤	祛风通络，凉血消肿
石斛	益胃生津，滋阴清热
石韦	利尿通淋，凉血止血，清肺止咳
石菖蒲	开窍豁痰，醒神益智，化湿和胃

海浮石	清肺化痰，软坚散结，利尿通淋
石榴皮	涩肠止泻，止血，杀虫
砒石	外用攻毒杀虫，蚀疮去腐；内服劫痰平喘，攻毒抑癌

22. 以根命名的中药

葛根	解肌退热，生津止渴，透疹，升阳止泻，通经活络，解酒毒
芦根	清热泻火，生津止渴，除烦，止呕，利尿
板蓝根	清热解毒，凉血，利咽
山豆根	清热解毒，消肿利咽
白茅根	凉血止血，清热利尿
苎麻根	凉血止血，安胎，清热解毒
麻黄根	固表止汗
糯稻根	固表止汗，益胃生津，退虚热

二、中药炮制方法

1. 修治

（1）纯净药材：采用一定的方法（挑、筛、刮、挖等），去除泥土、非药用部分及药效作用不一致的部分。

（2）粉碎药材：采用一定的方法（捣、碾、磨、镑等），粉碎药材并达到一定粉碎度，以符合制剂及其他炮制要求。

（3）切制药材：用刀具（切、铡）将药切成一定规格（片、段、丝、块等），便于其他炮制及干燥、贮藏和调剂时称量。

2. 水制

（1）漂洗：药物置于宽水或长流水中，反复换水，以除去杂质、盐味及腥味。

（2）浸泡：浸（沾水）：质地松软或水泡易损失有效成分的药物，水中浸湿立即取出。

泡：药物置于清水或液体辅料中，使药材软化。

（3）闷润：清水或液体辅料徐徐渗入药物组织内部，便于切制饮片。

（4）喷洒：不宜用水浸泡，但需保持潮湿的药物，可喷洒清水或液体辅料。

（5）水飞：借药物在水中的沉降性质分取药材极细粉末的方法。

3. 火制

（1）炒：①炒黄：文火将药物炒至表面微黄或能嗅到药物固有的气味。

②炒焦：武火将药物炒至表面焦黄，内部淡黄。

③炒炭：武火将药物炒至外部枯黑，内部焦黄，

即"存性"。

④加辅料炒：分为麦麸炒、米炒、土炒、砂炒、蛤粉炒、滑石粉炒等，其中砂炒、蛤粉炒、滑石粉炒又称为"烫"。

（2）炙：药物与液体辅料在锅中加热拌炒，使辅料深入药物组织内部或附着于药物表面。

（3）煅：药物用猛火直接或间接煅烧，使其质地松脆，易于粉碎。间接煅指药物置于耐火容器中密闭煅烧，直至容器底部红透。

（4）煨：药物用湿面或湿纸巾包裹，置于热火灰中或用吸油纸与药物隔层分开进行加热。

（5）烘焙：药物用微火加热，使之干燥。

4. 水火共制

（1）煮：药物与水或辅料置于锅中同煮，分为不留残液煮法和弃残液煮法。

（2）蒸：以水蒸气或附加成分将药物蒸熟，分为清蒸和加辅料蒸。

（3）炖：药物与一定的液体辅料同置于钢罐或搪瓷容器中，盖严后，再放入水锅中炖一定时间。

（4）焯（焯）：药物快速放入沸水中短暂潦过，立即取出。

（5）淬：药物煅烧红后，迅速投入冷水或液体辅料中，使其酥脆。

5.其他制法

（1）制霜：①药物榨去油质后的残渣；②多种成分药液渗出的结晶；③药物经提后剩下的残渣研细。

（2）发酵：药物和辅料相拌后，在一定条件下发酵，使药性改变。

（3）发芽：具有发芽能力的种子药材，用水浸泡后，保持一定的湿度和温度，使其萌发幼芽。

（4）精制：水溶性天然结晶药物，水溶后除去杂质，再浓缩、静置后析出结晶。

（5）药拌：药物加入其他辅料拌染而成。

三、盐制、醋制的药物

1.可用盐制药物（引药下行，增强疗效，缓和药物辛燥之性）：杜仲、沙苑子（增强补肝肾作用）；小茴香、荔枝核、橘核（增疗止痛）；知母、黄柏（滋阴降火，清热凉血）；泽泻、车前子（泄热利湿）；补骨脂（拮抗辛燥之性，增强补肾固精作用）。

2.可用醋制药物（引药入肝，增强活血止痛）：三棱、莪术、柴胡、青皮、香附、延胡索、自然铜、穿山甲、大戟、芫花、甘遂（降毒，缓和药性）、五灵脂（矫臭矫味）、磁石、罂粟壳、皂矾。

四、配伍禁忌

1. **十八反**：本草明言十八反，半蒌贝蔹及攻乌，藻戟遂芫俱战草，诸参辛芍叛藜芦。

贝（川、浙）；乌（川、草）；芍（白、赤）；参（人、沙、丹、苦、玄）

2. **十九畏（相反）**：巴豆畏牵牛，丁香畏郁金，人参畏五灵脂，硫黄畏朴硝，牙硝畏三棱，官桂畏赤石脂，水银畏砒霜，狼毒畏密陀僧，川乌草乌畏犀角。

3. **六陈歌**：枳壳陈皮半夏齐，麻黄狼毒及茱萸，六般之药宜陈久，入药方知奏效奇。

五、作用相同的中药

1. **疟疾**：草果、常山、青蒿、槟榔、柴胡、仙鹤草、雄黄、鸦胆子、马鞭草、胡椒、黄芩、青皮、知母、阿魏、猫爪草、生何首乌、鳖甲。

2. **内脏下垂药**：枳壳、枳实、金樱子、五倍子、白矾。

3. **治疗肾不纳气虚喘**：补骨脂、冬虫夏草、蛤蚧、紫河车、胡桃肉、五味子、沉香、磁石。

4. **制酸止痛药**：海螵蛸、煅瓦楞子、浙贝母、煅牡蛎、煅海蛤壳、炒延胡索、甘草。

5. **梅毒**：大风子、轻粉（外用）、土茯苓、红粉。

6.乳痈： 蒲公英、紫花地丁、漏芦、半边莲、王不留行、瓜蒌、大贝母、牛蒡子、白芷、浙贝母、金银花、连翘、牡丹皮、赤芍、丹参、当归、青皮、陈皮、橘叶、刺蒺藜、夏枯草、乳香、没药、皂角刺、穿山甲、柴胡、黄芩、路路通、芒硝。

7.下乳： 漏芦、冬葵子、木通、通草、穿山甲、王不留行。

8.明目药

（1）除翳明目：蝉蜕、密蒙花、谷精草、青葙子、珍珠、木贼、炉甘石。

（2）风热目赤：刺蒺藜、桑叶、菊花、僵蚕、木贼、蝉蜕、蔓荆子、薄荷、谷精草。

（3）清肝明目：密蒙花、秦皮、熊胆、大黄、桑叶、菊花、珍珠、白僵蚕、羚羊角、龙胆草、赤芍、决明子、夏枯草、石决明、青葙子。

（4）养肝明目：菟丝子、女贞子、沙苑子、枸杞子、覆盆子、石斛、珍珠母。

9.排脓： 白芷、穿山甲、败酱草、薏苡仁、桔梗、金荞麦、鱼腥草、天花粉。

10.定惊： 水牛角、重楼、青黛、蕲蛇、乌梢蛇、天竺黄、珍珠、琥珀、珍珠母、雄黄。

11.祛风湿，强筋骨： 千年健、香加皮、五加皮、桑寄生、鹿衔草、淫羊藿、巴戟天。

12. 既活血又凉血：牡丹皮、紫草、郁金、丹参、西红花、北刘寄奴。

13. 既活血又止血：大黄、三七、蒲黄、五灵脂、血竭、儿茶、北刘寄奴。

14. 消积：番泻叶、厚朴、枳实、青皮、使君子、雷丸、槟榔、榧子、莪术、三棱、轻粉。

15. 消痰：威灵仙、旋覆花、昆布、海藻、瓦楞子、礞石、白矾。

16. 下气：吴茱萸、款冬花、紫菀、诃子、礞石。

六、特殊煎法的药物

1. 先煎

（1）有效成分难溶于水的药物：应先煎 20～30 分钟，包括金石、矿物、介壳类药物。

石膏（打碎先煎）、寒水石（打碎先煎）、水牛角（锉碎）、滑石块、自然铜、海蛤壳、海浮石（打碎先煎）、瓦楞子、礞石（布包先煎）、磁石、龙骨、龙齿、石决明、珍珠母、牡蛎、紫贝齿、代赭石、紫石英、龟甲、鳖甲、赤石脂、禹余粮。

（2）毒性较大的药物：宜先煎 45～60 分钟，可以降低毒性，保证用药安全。川乌、昆明山海棠、雷公藤、附子、草乌、生半夏、生南星。

2. 后下

（1）气味芳香的药物：久煎使其有效成分挥发，药效降低，在其他药物煎沸 5～10 分钟后放入。薄荷、青蒿、砂仁、豆蔻、肉桂、沉香、檀香、降香。

（2）部分药物久煎能破坏其有效成分：钩藤、番泻叶、徐长卿、苦杏仁（生品）。

3. 包煎： 需用纱布袋包好后，再与其他药物同煎。

（1）药材有毛：对咽喉有刺激。辛夷、旋覆花。

（2）药物呈粉末状：或浮于液面，或沉于锅底，易引起药液浑浊及糊锅。蚕沙、滑石粉、海金沙、蒲黄、五灵脂、灶心土、儿茶、蛤粉。

（3）药材为细小种子：含淀粉和黏液质较多。车前子、葶苈子。

4. 不入煎剂入丸散： 细辛、穿心莲、青黛、猪胆粉、熊胆粉、芦荟、鸦胆子（丸剂、片剂）、甘遂、京大戟/红大戟、狼毒、牵牛子、巴豆霜、千金子、乌梢蛇（丸剂）、蕲蛇、五加皮、土木香、雷丸、使君子、芫荑、没药、乳香、马钱子、自然铜、血竭（丸剂）、儿茶、斑蝥、皂荚、礞石、洋金花、朱砂、琥珀、紫贝齿、牛黄、珍珠、麝香、冰片、苏合香、安息香、蜂胶、黄狗肾、哈蟆油（丸剂）、西洋参、蛤蚧、白矾、禹余粮、藜芦、甜瓜蒂、雄黄、硫黄、蟾酥、铅丹、硼砂、蟾皮、轻粉（丸剂）、砒石、密陀僧、鹤草芽（不入煎剂，因有效成分几乎不溶于水）、樟脑（散剂）、土荆皮（不入煎剂，外用）、红粉（只可外用）、炉甘石（外用点眼）、珍珠。

5. 另煎兑服：贵重药材，为更好煎出有效成分，需另煎 2～3 小时，兑入其他药剂。西洋参、人参、红参、羚羊角等。

6. 烊化：胶类或黏性大而易溶的药物，为避免黏锅或黏附其他药材，需用水或黄酒将其加热融化后冲服。阿胶、鹿角胶、龟甲胶、饴糖。

7. 泡服（焗服）：用滚烫的煎出液趁热浸泡药物，加盖闷润，减少挥发，半小时后去渣服用。大黄、番泻叶、西红花、绞股蓝、哈蟆油。

8. 冲服：常用于散剂及液体药物。蜂蜜、猪胆粉、水牛角粉、芒硝、竹沥、饴糖。

9. 煎汤代水：药物质轻用量多，体积大，吸水量大。玉米须、丝瓜络。

10. 不宜久煎：麻黄（生用，用于发汗解表）、紫苏叶、苏梗、香薷、荆芥、决明子（用于润肠通便）、鱼腥草、臭梧桐（用于高血压病）、生大黄（用于泻下）、钩藤（小于 20 分钟）。

七、中药的特殊用法及剂量

1. 细辛：煎服 1 ～ 3g，散剂每次服 0.5 ～ 1g。外用适量。

2. 石膏：生石膏煎服，15 ～ 60g，打碎先煎。煅石膏外用适量，研末撒敷患处。

3. 芦根：煎服，15 ～ 30g；鲜品用量加倍，或捣汁用。

4. 竹叶：煎服，6 ～ 15g；鲜品 15 ～ 30g。

5. 栀子：煎服，6 ～ 10g；外用生品适量，研末调敷。

6. 穿心莲：煎服，6 ～ 9g，入煎剂易致恶心呕吐，多作丸、片剂服用。外用适量。

7. 青黛：1 ～ 3g，宜入丸散剂。

8. 土茯苓：煎服，15 ～ 60g，外用适量。

9. 金荞麦：煎服，15 ～ 45g，用水或黄酒隔水密闭炖服。

10. 鸦胆子：内服，0.5 ～ 2g，用龙眼肉包裹或装入胶囊中吞服，亦可压去油制成丸剂、片剂，不宜入煎剂。外用适量。

11. 地锦草：煎服，9 ～ 20g；鲜品 30 ～ 60g。外用适量。

12. 半边莲：煎服，9 ～ 15g；鲜品 30 ～ 60g。外

用适量。

13. 熊胆粉： 内服，0.25 ～ 0.5g，入丸、散剂。外用适量，研末或水调涂敷患处。

14. 猪胆粉： 内服，0.3 ～ 0.6g，冲服或入丸散。外用适量，研末或水调涂敷患处。

15. 紫草： 煎服，5 ～ 10g。外用适量，熬膏或用植物油浸泡涂擦。

16. 紫草茸： 煎服，1.5 ～ 6g，或研末服。外用适量，研末撒。

17. 水牛角： 煎服，15 ～ 30g，宜先煎 3 小时以上。水牛角浓缩粉冲服，每次 1.5 ～ 3g，每日 2 次。

18. 青蒿： 煎服，6 ～ 12g，后下。或鲜用绞汁。

19. 大黄： 煎服，3 ～ 15g。外用适量，研末敷于患处。生大黄宜生用，或开水泡服，入汤剂不宜久煎。

20. 芒硝： 6 ～ 12g，一般不入煎剂，待汤剂煎好后，溶入汤液中服用。外用适量。

21. 番泻叶： 煎服，2 ～ 6g，后下，或开水泡服。

22. 芦荟： 2 ～ 5g，宜入丸散。外用适量，研末敷患处。

23. 甘遂： 0.5 ～ 1.5g，醋炙降低毒性后，入丸散。外用适量，生用。

24. 京大戟 / 红大戟： 煎服，1.5 ～ 3g；入丸散服，每次 1g。内服醋炙用，减低毒性。外用适量，生用。

25. 芫花：煎服，1.5 ～ 3g；研末吞服，每次 0.6 ～ 0.9g，1 日 1 次。内服醋炙用，减低毒性。外用适量，生用。

26. 狼毒：煎服，1 ～ 3g；或入丸散。外用适量，研末调敷，或醋磨汁涂，或取鲜根去皮捣烂敷。

27. 牵牛子：煎服，3 ～ 6g。入丸散服，每次 1.5 ～ 3g。炒用药性减缓。

28. 巴豆霜：0.1 ～ 0.3g，多入丸散服用。外用适量。

29. 千金子：生千金子，1 ～ 2g，去壳，去油用，多入丸散服；外用适量，捣烂敷患处。千金子霜 0.5 ～ 1g，多入丸散服；外用适量。

30. 威灵仙：煎服，6 ～ 10g。消骨鲠可用30 ～ 50g。

31. 川乌：制川乌煎服，1.5 ～ 3g，宜先煎，久煎。生品宜外用。

32. 蕲蛇：煎服，3 ～ 9g；研末吞服，每次 1 ～ 1.5g，1 日 2 ～ 3 次。或酒浸、熬膏，或入丸散服。

33. 金钱白花蛇：煎服，2 ～ 5g；研粉吞服，1 ～ 1.5g。亦可浸酒服。

34. 乌梢蛇：煎服，6 ～ 12g；研末，每次 2 ～ 3g，或入丸剂、酒浸服。外用适量。

35. 蛇蜕：煎服，2 ～ 3g；研末吞服，每次 0.3 ～

0.6g。外用适量。

36. 丁公藤：3～6g，用于配制酒剂，内服或外擦。

37. 昆明山海棠：煎服，6～15g，宜先煎；或酒浸服。外用适量，研末敷，或煎水涂，或鲜品捣敷。

38. 穿山龙：煎服，9～15g；也可制成酒剂用。

39. 臭梧桐：煎服，5～15g；用于高血压病不宜久煎。研末服，每次3g。外用适量。

40. 雷公藤：煎服，1～3g，先煎。外用适量，研粉或捣烂敷；或制成酊剂、软膏涂擦。

41. 五加皮：煎服，5～10g；或酒浸、入丸散服。

42. 滑石：煎服，10～20g；滑石块先煎，滑石粉包煎。外用适量。

43. 灯心草：煎服，1～3g。

44. 虎杖：煎服，9～15g。外用适量，制成煎液或油膏涂敷。

45. 附子：煎服，3～15g；先煎，久煎，口尝至无麻辣感为度。

46. 肉桂：煎服，1～5g，宜后下或焗服；研末冲服，每次1～2g。

47. 胡椒：每次0.6～1.5g，研末吞服。外用适量。

48. 荜茇：煎服，1～3g。外用适量，研末塞龋齿孔中。

49. 沉香：煎服，1～5g，后下。

50. 檀香：煎服，2～5g，后下。

51. 甘松：煎服，3～6g。外用适量，煎汤漱口或煎汤洗脚或研末敷患处。

52. 麦芽：煎服，10～15g，回乳炒用60g。

53. 鸡内金：煎服，3～10g；研末服，每次1.5～3g。研末服用好于煎剂。

54. 使君子：使君子9～12g，捣碎入煎剂；使君子仁6～9g，多入丸散或单用，日1～2次分服。小儿每岁1～1.5粒，炒香嚼服，1日总量不超过20粒；忌饮浓茶。

55. 苦楝皮：煎服，3～6g。外用适量，研末，用猪脂调敷患处。

56. 槟榔：煎服，3～10g；驱绦虫、姜片虫，30～60g。

57. 南瓜子：研粉，30～60g。冷开水调服。

58. 鹤草芽：研末吞服，每次30～45g，小儿0.7～0.8g/kg（体重）。每日1次，早起空腹服。

59. 雷丸：15～21g，不宜入煎剂，一般研粉服，每次5～7g，饭后用温开水调服，1日3次，连服3天。

60. 芜荑：煎服，4.5～6g。外用适量，研末调敷。

61. 羊蹄：煎服，10～15g，鲜品，30～50g，也

可绞汁去渣服用；外用适量。

62. 三七：煎服，3 ～ 9g；研末吞服，每次 1 ～ 3g。外用适量。

63. 花蕊石：4.5 ～ 9g，多研末吞服。外用适量，研末外掺或调敷。

64. 白及：煎服，6 ～ 15g；研末吞服，3 ～ 6g。外用适量。

65. 紫珠叶：煎服，3 ～ 15g；研末吞服，1.5 ～ 3g。外用适量，敷于患处。

66. 灶心土：煎服，15 ～ 30g，布包先煎；或 60 ～ 120g，煎汤代水。

67. 延胡索：煎服，3 ～ 10g；研末服，每次 1.5 ～ 3g。

68. 乳香：煎汤或入丸散，3 ～ 5g，宜炮制去油。外用适量，研末调敷。

69. 没药：3 ～ 5g，炮制去油，多入丸散用。外用适量。

70. 降香：煎服 9 ～ 15g，后下；外用适量，研细末敷患处。

71. 西红花：1 ～ 3g，煎服或沸水泡服。

72. 马钱子：炮制后入丸散，0.3 ～ 0.6g。

73. 自然铜：3 ～ 9g，多入丸散服，若入煎剂宜先煎。

74. 血竭：研末服，1～2g，或入丸剂。

75. 儿茶：煎服，1～3g，包煎；多入丸散服。

76. 虻虫：煎服，1～1.5g；研末服，0.3g。

77. 斑蝥：内服，0.03～0.06g，炮制后多入丸散用。外用适量，研末或浸酒、醋，或制油膏涂敷患处，不宜大面积用。

78. 穿山甲：煎服，5～10g，一般炮制后用。

79. 皂荚：1～1.5g，多入丸散用。外用适量，研末吹鼻取嚏或研末调敷患处。

80. 猫爪草：煎服，15～30g，单味药可用至120g。外用适量，临床多鲜品捣敷患处。

81. 川贝母：煎服，3～10g；研粉冲服，每次1～2g。

82. 竹沥：30～50mL，冲服。

83. 胖大海：2～3枚，沸水泡服或煎服。

84. 黄药子：煎服，4.5～9g；研末服，1～2g。外用适量，鲜品捣敷，或研末调敷，或磨汁涂。

85. 海蛤壳：煎服，6～15g，先煎，蛤粉包煎。外用适量，研极细粉撒布或油调后敷患处。

86. 礞石：多入丸散服，3～6g；煎汤10～15g，布包先煎。

87. 青木香：煎服，3～9g；研末服，1.5～2g。

88. 洋金花：内服，0.3 ～ 0.6g，宜入丸散；亦可作卷烟分次燃吸（一日用量不超过 1.5g）。外用适量。

89. 朱砂：0.1 ～ 0.5g，不宜入煎剂，多入丸散剂。

90. 琥珀：研末冲服，或入丸散，每次 1.5 ～ 3g，不入煎剂。

91. 紫贝齿：煎服，10 ～ 15g，先煎，或研末入丸散。

92. 羚羊角：煎服，1 ～ 3g，宜另煎 2 小时以上；磨汁或研粉服，每次 0.3 ～ 0.6g。

93. 牛黄：每次 0.15 ～ 0.35g，多入丸散用。

94. 珍珠：0.1 ～ 0.3g，多入丸散用。

95. 麝香：每次 0.03 ～ 0.1g，多入丸散用。

96. 冰片：0.15 ～ 0.3g，入丸散用。

97. 苏合香：0.3 ～ 1g，宜入丸散服。

98. 安息香：0.6 ～ 1.5g，多入丸散用。

99. 人参：煎服，3 ～ 9g，挽救虚脱可用 15 ～ 30g，文火另煎兑服。也可研末吞服，每次 2g，1 日 2 次。

100. 西洋参：煎服，3 ～ 6g，另煎兑服；入丸散剂，每次 0.5 ～ 1g。

101. 刺五加：煎服，9 ～ 27g。

102. 绞股蓝：煎服，10 ～ 20g；亦可泡服。

103. 饴糖：入汤剂须烊化服，每次 15 ～ 20g。

104. 蜂胶：0.2 ～ 0.6g，多入丸散服，或加蜂蜜适量冲服。

105. 鹿茸：1 ～ 2g，研末冲服；丸散随配方服用时宜从小量开始。

106. 紫河车：2 ～ 3g，研末吞服。

107. 补骨脂：煎服，6 ～ 10g。外用20% ～ 30% 酊剂涂患处。

108. 蛤蚧：煎服，3 ～ 6g；亦或浸酒服或入丸散。

109. 阳起石：煎服，3 ～ 6g。

110. 海狗肾：研末服，每次1～3g，每日2～3次。

111. 海马：煎服3 ～ 9g。

112. 哈蟆油：5 ～ 15g，用水浸泡，炖服，或作丸剂服。

113. 阿胶：煎服，3 ～ 9g，开水或黄酒化服或烊化兑服。润肺宜蛤粉炒，止血宜蒲黄炒。

114. 何首乌：煎服，制何首乌6 ～ 12g，生何首乌3 ～ 6g。

115. 肉豆蔻：煎服，3 ～ 10g。内服须煨制去油用。

116. 禹余粮：煎服，9 ～ 15g，先煎；或入丸散。

117. 山茱萸：煎服，6 ～ 12g，急救固脱可用至20 ～ 30g。

118. 刺猬皮：煎服，3 ～ 10g；研末服，1.5 ～ 3g。

119. 常山：煎服，5 ～ 9g。涌吐生用，截疟宜酒制用。治疗疟疾宜在寒热发作前半天或 2 小时服用。

120. 甜瓜蒂：煎服，2.5 ～ 5g；入丸散服，每次 0.3 ～ 1g，研末吹鼻，鼻中流黄水即停药。

121. 胆矾：温水化服，0.3 ～ 0.6g。外用适量，煅后研末撒或调敷，或以水溶化后外洗。

122. 藜芦：内服，0.3 ～ 0.6g，入丸散，温水送服以催吐；外用适量，研末，油调涂。

123. 雄黄：入丸散用，每次 0.05 ～ 0.1g；外用适量，熏涂患处。忌火煅（煅烧后生成 As_2O_3，即砒霜，剧毒）。

124. 硫黄：内服，1.5 ～ 3g，炮制后入丸散服。

125. 白矾：内服，0.6 ～ 1.5g，入丸散剂。外用适量，研末敷或化水洗患处。

126. 土荆皮：只供外用，不可内服。

127. 樟脑：研末撒布或调敷。内服，每次 0.1 ～ 0.2g，入散剂或酒溶化服。

128. 蟾酥：内服，每次 0.015 ～ 0.03g，多入丸散用。

129. 蟾皮：煎服，3 ～ 6g；研末入丸散服，每次 0.3 ～ 0.9g。

130. 守宫：煎服，2 ～ 5g；研末吞服，每次 1 ～ 1.5g。

131. 轻粉：内服，每次 0.1 ～ 0.2g，每日 1 ～ 2

次，多入丸剂或胶囊服。服后及时漱口，以免口腔糜烂。

132. 砒石： 内服宜入丸散，每次 0.002 ～ 0.004g。外用宜作复方散剂或入膏药、药捻用。

133. 铅丹： 内服多入丸散，0.9 ～ 1.5g。外用适量，研末撒布或熬膏贴敷。

134. 密陀僧： 内服，入丸散，0.2 ～ 0.5g。

135. 红粉： 外用适量，研极细粉单用或与其他药味配制成散剂或制成药捻。不用纯品，多与煅石膏配末，如九一丹、五五丹、九转月。

八、有毒中药

1. 小毒： 贯众、鸦胆子、蚤休（重楼）、红大戟、丁公藤、吴茱萸、川楝子、鹤虱、艾叶、䗪虫（土鳖虫）、水蛭、虻虫、皂荚、苦杏仁、北豆根、刺蒺藜、蛇床子、蟾皮、守宫。

2. 有毒： 苍耳子、山豆根、甘遂、京大戟、芫花、狼毒、商陆、牵牛子、千金子、制川乌、草乌、蕲蛇、香加皮、附子、苦楝皮、半夏、天南星、禹白附（白附子）、黄药子、白果、洋金花、朱砂、全蝎、蜈蚣、蟾酥、仙茅、罂粟壳、常山、瓜蒂、胆矾、藜芦、雄黄、硫黄、土荆皮、铅丹、轻粉、水银、密陀僧。

3. 大毒： 巴豆霜（巴豆）、生川乌、草乌、昆明山海棠、雷公藤、马钱子、斑蝥、红粉、砒石。

九、特殊用药部位

1. 未成熟果实： 青皮、枳实、枳壳、浮小麦。

2. 成熟带总苞的果实： 苍耳子。

3. 孢子： 海金沙。

4. 菌核： 茯苓、猪苓、雷丸。

5. 树脂： 乳香、没药、血竭、苏合香、冰片、沉香（含树脂木材）、琥珀、安息香。

6. 茎髓： 通草、灯心草。

7. 心材： 降香、檀香、苏木。

8. 粪便： 蚕沙、五灵脂。

9. 果实： 蔓荆子、吴茱萸（近成熟果实）、川楝子、佛手、香橼、蛇床子、刺蒺藜、女贞子、瓜蒌、枸杞子、五味子、诃子、金樱子、覆盆子、马兜铃、连翘、牛蒡子、栀子、青果、鸦胆子、巴豆、木瓜（近成熟果实）、砂仁、豆蔻、草果、地肤子、吴茱萸（近成熟果实）、小茴香、母丁香（近成熟果实）、红豆蔻、胡椒（或近成熟果实）、荜澄茄、山楂、麦芽（果实发芽后）、稻芽（果实发芽后）、谷芽（果实发芽后）、使君子、鹤虱、芜荑、槐角、茺蔚子、皂荚、紫苏子、大枣、沙棘、益智仁、乌梅（近成熟果实）。

10. 果皮： 冬瓜皮、葫芦、花椒、陈皮、大腹皮、石榴皮。

11. 宿萼： 柿蒂。

12. 根： 紫草、防风、白芷、柴胡、葛根、天花粉、黄芩、苦参、板蓝根、墓回头、白头翁、玄参、赤芍、银柴胡、京大戟、红大戟、狼毒、商陆、独活、草乌、昆明山海棠、秦艽、防己、雷公藤（根或根的木质部）、木香、羊蹄、牛膝、前胡、桔梗、青木香、远志、西洋参、党参、黄芪、巴戟天、续断、当归、白芍、北沙参、南沙参。

13. 根及根茎： 龙胆、白薇、大黄、山豆根、威灵仙、徐长卿、虎杖、甘松、地榆、苎麻根、三七、茜草、丹参、白前、紫菀、人参、甘草、刺五加、红景天、麻黄根、糯稻根。

14. 根茎节部： 藕节。

15. 成熟种子： 王不留行、酸枣仁、补骨脂、白果、决明子、青葙子、木蝴蝶、绿豆、火麻仁、郁李仁、牵牛子、千金子、草豆蔻（近成熟）、枳椇子、车前子、冬葵子、椒目、荔枝核、娑罗子、刀豆、莱菔子、槟榔、南瓜子、榧子、桃仁、马钱子、芥子、胖大海、苦杏仁、葶苈子、白扁豆、胡芦巴、菟丝子、沙苑子、核桃仁、韭菜子、黑芝麻、莲子。

16. 叶上的虫瘿：五倍子。

17. 鳞茎：川贝母、浙贝母、百合（肉质鳞叶）、葱白（近根部鳞茎）、山慈菇（假鳞茎）、薤白、大蒜。

18. 块茎：白附子、泽泻、白及、延胡索、三棱、半夏、天南星、黄药子、天麻。

19. 母根：川乌。

20. 子根：附子。

21. 块根：白蔹、生地黄、甘遂、乌药、郁金、猫爪草、百部、太子参、熟地黄、何首乌、麦冬、天冬。

22. 种仁：芡实、松子仁、薏苡仁、柏子仁、肉豆蔻。

23. 果穗：夏枯草（带花）、荜茇（成熟或近成熟）、桑椹。

24. 花蕾：辛夷、密蒙花（花蕾及花序）、金银花（花蕾或带初开的花）、芫花、丁香、玫瑰花、梅花、槐花（花及花蕾）、款冬花。

25. 花：红花、月季花、凌霄花、洋金花。

26. 全草：胡荽、浮萍、蒲公英、紫花地丁、鱼腥草、败酱草、地锦草、半边莲、白花蛇舌草、伸筋草、金钱草、地耳草、垂盆草、鸡骨草、珍珠草（或带根全草）、矮地茶。

27. 黑蚱若虫羽化时脱落的皮壳：蝉蜕。

28. 头状花序：菊花、谷精草（带花茎）、野菊花、漏芦、旋覆花。

29. 树皮：黄柏、海桐皮、肉桂、苦楝皮（树皮、根皮）、合欢皮、杜仲。

30. 根皮：白鲜皮、牡丹皮、地骨皮、五加皮、厚朴（干皮、根皮、枝皮）、香加皮、桑白皮、椿皮（或干皮）、土荆皮。

31. 藤茎：大血藤、海风藤、丁公藤、络石藤（带叶藤茎）、木通、鸡血藤、首乌藤。

32. 子实体：马勃、灵芝、密环菌。

33. 胆汁：熊胆粉、猪胆粉。

34. 动物的角：水牛角、羚羊角、鹿茸（幼角）。

35. 胆结石：牛黄。

36. 砂囊内壁：鸡内金。

37. 骨骼：海浮石。

38. 瘤状节或分枝节：油松节。

39. 花粉：松花粉、蒲黄。

40. 柱头：玉米须（花柱和柱头）、西红花。

41. 成熟果序：路路通。

42. 成熟果实的维管束：丝瓜络。

43. 带花全株：雪莲花。

44. 冬芽：鹤草芽。

45. 叶柄：棕榈炭。

46. 茎竿的中间层：竹茹。

47. 贝壳：海蛤壳、瓦楞子、石决明、珍珠母、牡蛎、紫贝齿。

48. 化石：龙骨。

49. 肉质茎：肉苁蓉（带鳞叶）、锁阳。

50. 背甲及腹甲：龟甲。

51. 背甲：鳖甲。

十、道地药材

1. 川药（四川、重庆、西藏）：川贝母、黄连、川芎、川乌、附子、麦冬、丹参、干姜、白芷、天麻、川牛膝、川楝子、川楝皮、川续断、花椒、黄柏、厚朴、五倍子、郁金、姜黄、半夏、乌梅、杜仲、金钱草、青蒿、冬虫夏草、麝香等。

2. 广药（广东、广西、海南、台湾）：阳春砂、广藿香、广金钱草、益智仁、陈皮、广豆根、蛤蚧、肉桂、莪术、苏木、巴戟天、高良姜、八角茴香、化橘红、樟脑、马钱子、槟榔、穿心莲、荜茇、胖大海、罗汉果、石斛、钩藤、金钱白花蛇、穿山甲、海马、地龙等。

3. 云药（云南）：茯苓、三七、木香、重楼、诃子、草果、儿茶、石斛。

4. 贵药（贵州）：天冬、天麻、黄精、杜仲、吴茱萸、五倍子、朱砂、艾片、白及。

5. 怀药（河南）：怀地黄、怀牛膝、怀菊花、怀山药（四大怀药）；金银花、天南星、天花粉、瓜蒌、白芷、辛夷、红花、山茱萸、全蝎等。

6. 浙药（浙江及其沿海大陆）：浙贝母、白术、延胡索、温郁金、玄参、杭白芍、杭菊花、杭麦冬（浙八味）；莪术、栀子、乌梢蛇等。

7. 关药（山海关以北、东三省、内蒙古东部）：人参、细辛、灵芝、鹿茸、辽细辛、五味子、防风、关黄柏、龙胆、平贝母、桔梗、升麻、刺五加、哈蟆油、牛蒡子等。

8. 北药（河北、山东、山西、内蒙古中部）：黄芪、党参、酸枣仁、知母、祁白芷、柴胡、北沙参、金银花、阿胶、连翘、香加皮、香附、大青叶、桃仁、薏苡仁、全蝎、土鳖虫等；刺五加、五味子、人参、西洋参、关防风、赤芍、火麻仁、板蓝根、鹿茸（龙九味）。

9. 藏药（青藏高原地区）：冬虫夏草、雪莲花、炉贝母、藏红花（四大藏药）。

10. 江南药（湘、鄂、苏、皖、闽、赣等淮河以南省区）：亳菊花、滁菊花、贡菊花、牡丹皮、石斛、木瓜；薄荷、苍术；泽泻、太子参、莲子；枳壳；麦冬、党参；百部、白前、威灵仙、徐长卿、蛇床子、紫苏、香薷、僵蚕、雄黄等。

11. 西药（西安以西的广大地区）：当归、秦皮、秦艽、枸杞子等。

12. 秦药（秦岭以北）：大黄、当归、秦艽、银柴胡、枸杞子、南五味子、党参、槐米、茵陈、秦皮、猪苓等。

13. 淮药（鄂、皖、苏）：半夏、葛根、苍术、射干、续断、南沙参、太子参、天南星、牡丹皮、木瓜、银杏、艾叶、薄荷、龟板、鳖甲、蟾酥、斑蝥、蕲蛇、石膏等。

十一、服药法

1. 服药时间

（1）汤剂：每日 1 剂，煎 2 次分服，2 次间隔 4～6 小时。服药与进食间隔 1 小时左右。

（2）饭后服：病在胸膈以下，对胃肠有刺激性的药物，消食药。

（3）饭前服：病在胸膈以上时服用，以及大多数药物。

（4）空腹服：补益药、驱虫药、攻下药。

（5）晨起空腹服：峻下逐水药。

（6）疟疾发作前2小时服：截疟药。

（7）睡前服：安神药（治疗失眠多梦时，服1次），缓泻通便药。

（8）晚间服：涩精止遗药（服1次）。

（9）定时服：慢性病服药。

（10）不定时服：急性病、呕吐、惊厥及石淋、咽喉病须煎汤代茶者。

2. 服药方法

（1）汤剂：一般温服。寒证用热药宜热服，热证用寒药宜冷服。解表药偏热服，服后盖好衣被或进热粥。

（2）丸剂、膏剂、颗粒剂：开水冲服。

（3）散剂、粉剂：蜂蜜调和送服或装入胶囊中吞服。

（4）糖浆剂：直接吞服。

（5）少量频服：危重患者，呕吐患者（浓煎药物）。

（6）鼻饲给药：神志不清或不能口服的患者。

十二、服药时的饮食禁忌

一般而言，应忌食生冷、辛热、油腻、腥膻、有刺激性的食物。

1. 热性病应忌食辛辣、油腻、煎炸类的食物。

2. 寒性病应忌食生冷食物、清凉饮料等。

3.胸痹患者应忌食肥肉、脂肪、动物内脏及烟、酒等。

4.肝阳上亢、头晕目眩、烦躁易怒等应忌食胡椒、辣椒、大蒜、白酒等辛热助阳之品。

5.黄疸胁痛应忌食动物脂肪及辛辣烟酒刺激物。

6.脾胃虚弱者应忌食油炸黏腻、寒冷固硬、不易消化的食物。

7.肾水肿应忌食盐、碱过多的和酸辣太过的刺激食品。

8.疮疡、皮肤病患应忌食鱼、虾、蟹等腥膻发物及辛辣刺激性食品。

十三、常用药物别名

茯苓（云苓）

附子（附片）

牛蒡子（大力子、鼠黏子、恶实）

金银花（双花）

牵牛子（二丑）

秦艽（大艽）

益母草（坤草）

大血藤（红藤）

穿山甲（甲珠）

郁金（玉金）

蝉蜕（蝉衣、蝉退）

橘皮（陈皮、广陈皮、新会皮）

淫羊藿（洋火叶、仙灵脾）

补骨脂（破故纸）

延胡索（延胡、玄胡索、元胡索）

川楝子（金铃子）

薏苡仁（薏米）

厚朴（川朴）

黄芩（元芩）

灶心土（伏龙肝）

槐花（槐米）

神曲（六神曲）

白豆蔻（白蔻仁）

栀子（栀仁、山栀、越桃）

辛夷（木笔花）

胖大海（大海子、安南子）

白果（银杏）

朱砂（丹砂、辰砂）

酸枣仁（枣仁）

柏子仁（柏仁）

肉苁蓉（淡大芸）

冬虫夏草（虫草，冬虫草）

阿胶（驴皮胶）

龙眼肉（桂圆肉）

玉竹（葳蕤、萎蕤）

山茱萸（山萸肉、枣皮）

胡荽（园荽）

大豆黄卷（清水豆卷）

野菊花（苦菊）

玄参（元参）

连翘（连轺）

青黛（靛花、靛沫花）

穿心莲（一见喜、苦胆草）

蚤休（重楼）

拳参（紫参）

山慈菇（元慈姑）

大黄（将军、川军、锦纹）

火麻仁（大麻仁、麻子仁）

芫花（老鼠花、头痛花、药鱼草）

巴豆（江子、刚子）

徐长卿（寮刁竹）

蚕沙（蚕矢）

泽漆（猫儿眼睛草）

枸橘（臭橘、枸橘李）

沉香（沉水香）

檀香（白檀香）

婆罗子（苏罗子、开心果）

绿萼梅（绿梅花、白梅花、红梅花）

槟榔（大腹子、海南子）

仙鹤草（脱力草）

三七（参三七、田七）

三棱（荆三棱、京三棱）

丹参（紫丹参）

虎杖（阴阳莲、大叶蛇总管）

土鳖虫（地鳖虫、土元、䗪虫）

水蛭（蚂蝗）

虻虫（牛虻）

月季花（月月红）

王不留行（留行子、王不留）

升药（升丹、三仙丹）

铅丹（黄丹、广丹、东丹）

炉甘石（甘石）

硼砂（蓬砂，月石）

白矾（明矾）

皂矾（青矾、绛矾、绿矾）

毛茛（老虎脚迹草）

斑蝥（斑蚝、花斑毛）

马钱子（番木鳖）

血竭（麒麟竭）

樟脑（潮脑、脑子）

守宫（天龙、壁虎）

砒石（信石、砒霜、白砒、红砒）

骨碎补（猴姜、毛姜、申姜）

刘寄奴（化食丹）

白附子（禹白附）

天竺黄（竹黄）

竹沥（竹油）

矮地茶（紫金牛、平地木、老勿大）

洋金花（曼陀罗、风茄花）

刺蒺藜（白蒺藜）

全蝎（全虫）

白僵蚕（僵蚕、天虫）

太子参（孩儿参、童参）

白术（於术）

扁豆（白扁豆）

饴糖（胶饴）

蜂蜜（白蜜）

胡芦巴（芦巴子）

狗脊（金毛狗脊）

紫河车（胎盘、人胞）

沙苑子（潼蒺藜、沙苑蒺藜）

黄狗肾（狗鞭）

麦冬（麦门冬、寸冬）

天冬（天门冬、明天冬）

墨旱莲（旱莲草、鳢肠）

黑脂麻（五胜子）

椿皮（樗根皮、樗白皮）

诃子（诃黎勒）

肉豆蔻（肉果、玉果）

禹余粮（禹粮石、余粮石）

罂粟壳（米壳、御米壳）

芡实（鸡头实）

海螵蛸（乌贼骨）

瓜蒂（瓜丁、苦丁香）

常山（鸡骨常山）

胆矾（鸭嘴绿胆矾）

雄黄（明雄黄、雄精、腰黄）

轻粉（汞粉、水银粉）